看護教育を創る授業デザイン

教えることの基本となるもの

目黒 悟
Satoru Meguro

メヂカルフレンド社

はじめに

　早いもので藤岡完治がこの世を去って8年になりますが、ここにこうして、「授業デザイン」の基本的な考え方とその方法を1冊の本にまとめることができたことには、とても感慨深いものがあります。

　本書のなかで取り上げた「授業デザインの6つの構成要素」は、今から20年ほど前に藤岡によって提案されたものですが、当時の私にはその必要をあまり感じることができなかったというのが正直なところです。なぜなら、その頃私がかかわっていたのはベテランの小・中学校の先生方ばかりで、ことさら「6つの構成要素」を用いなくても、自分の実現したい授業の方向を明確にして実践を行うことができる人がほとんどだったからです。

　私がその必要を強く実感するとともに、その有用性を確信するようになったのは、藤岡が亡くなったあとのことでした。学校現場では教員の世代交代が急速に始まり、自分のやりたいことがはっきりしない若い先生方が増えてきたことへの対応を考えざるをえなくなったからです。そうしたなか、2005年度から3年間、横浜国立大学教育人間科学部のカリキュラム実践論で、授業デザインから授業リフレクションまでを学生に教えることができたことは、「6つの構成要素」の考え方を自分なりに整理するまたとない機会となりました。こうして自信をもって本書をまとめることができたのも、このときの経験が大きいと思います。この場を借りて学生の皆さんにあらためて感謝したいと思います。

　「6つの構成要素」は、過去に藤岡自身の手によって看護教員向けのテキストとしてまとめられた経緯があります。とはいえ、当時は既存の授業設計の考え方に対して、まだ自らの授業デザインの考え方を生み出しつつある過渡期にあったため、その後折に触れ、本人から改訂したいとの希望を聞かされていましたが、結局果たすことはできませんでした。

　本書は、私が「看護展望」の2010年1月号から12月号までに書いた内容がもとになっていますが、連載中から思っていたのは、藤岡と共に深めてきた「生きて動いている授業」の考え方をベースに、授業デザインの考え方をよりいっそう明確に表現したいということでした。そして、さらに本書では、連載時の不足を可能な限り補うとともに、講義・演習のみならず、臨地実習や院内研修においても、「6つの構成要素」の考え方が共通であることを実践をとおして描き出すように努めました。

　また、本書の表題は、前著『看護教育を拓く授業リフレクション』と対を成すものとして、『看護教育を創る授業デザイン』とすることにしました。他でもない読者の皆さん一人ひとりが、看護教育を「創る」担い手であることを表したかったからです。前著が、従前の看護教育を「拓く」ものであれば、本書は、その拓かれた地平に、皆さん一人ひとりがこれからの看護教育を「創る」ということです。明日の看護教育実践に向かう皆さんの勇気のもとに、この「拓く」と「創る」の2冊がなってくれたら嬉しいです。

　最後になりましたが、今回も拙稿に目をとおしていただき貴重なご示唆をいただきました永井睦子先生に心より感謝いたします。また、編集の労をとってくださいましたメヂカルフレンド社の中村洋一さん・丸地卓也さん、連載中にお世話になりました高橋克郎さん・森卓哉さん、本書の出版までの橋渡しをしてくださいました前担当者の三船多香さんに心より感謝いたします。

2011年7月
目黒　悟

Contents

目 次

第1章　授業デザインを始める前に ……………………………… 1

1. 何が授業で何がそうでないか………………………………… 2
   What it is, and what it is not.

2. 自分のなかに「授業観」を育てるために…………………… 10
   相互性の関係についてもっと理解を深めておこう

3. 授業における経験の意味……………………………………… 18
   学んでほしいことと学ばれることは一緒じゃない?!

第2章　授業デザインに取り組んでみよう ………………… 25

1. 授業デザインの6つの構成要素とは ……………………… 26
   授業設計から授業デザインへ

2. 6つの構成要素による授業デザインの進め方…………… 30
   自分の実現したい授業の方向を明確にしよう！

   column　「6つの構成要素のチェックリスト」を用意したわけ … 37

3. 大事なことは書き方じゃなくて考え方!!……………………… 38
   互いに関連し合ってこその6つの構成要素

第3章　授業デザインを深めるために ……………………… 43

1. ねがいの明確化………………………………………………… 44
   「この私」が学習者の前に立つことの意味

2. 目標の具体化…………………………………………………… 50
   目標達成の呪縛を超えて

   column　目標にはこんな種類もある ……………………………… 55

3. 学習者の実態把握……………………………………………… 56
   私たちは誰と授業をするのかな？

4. 教材の研究……………………………………………………… 62
   内容がないようじゃ、ちょっとね

   column　テーマ・内容・素材についての理解を深めるために … 71

5. **教授方略の検討**……………………………………………… 72
   授業にするためにはどんな手立てが必要かな？

   column 「観点としての授業技術」 ……………………………… 81

6. **学習環境・条件の意識化**……………………………………… 82
   「世界」が教育する?!

   column 6つの構成要素と教える人としての成長 …………… 89

7. **指導案は捨てるもの?!**………………………………………… 90
   目の前の学習者と授業をするために

第4章　生きて動いている授業のデザイン ……………… 101

1. **授業デザインは終わらない**……………………………………… 102
   授業リフレクションをとおして見えてくるもの

2. **実現したい授業の方向の明確化が「講義」を変える**………… 108
   授業研究と授業デザイン

3. **臨場感・切実感が「演習」を変える**…………………………… 116
   学びを拓く経験の場のデザイン

   column 学生の「見る」を支えるもの ……………………… 125

4. **「臨地実習」をデザインする** ………………………………… 126
   今、ここで起きていることを大切にするために

5. **「院内研修」を変える** ………………………………………… 134
   自分の経験に学ぶ場のデザイン

第5章　授業デザインとカリキュラム ……………………… 143

1. **カリキュラムとは**……………………………………………… 144
   学びの履歴を紡ぐということ

2. **カリキュラム編成からカリキュラム創造へ**………………… 148
   教えることの基本となるもの

索　引 ……………………………………………………………… 154

第 1 章

授業デザインを
始める前に

1–1 何が授業で何がそうでないか
～ What it is, and what it is not. ～

 最初に確認しておきたいこと

　皆さん、こんにちは。2010年に上梓した拙著『看護教育を拓く授業リフレクション～教える人の学びと成長～』では、日々の授業をよりよいものにすると同時に、教える人の学びと成長に寄与しうる授業研究方法として生まれた「授業リフレクション」の基本的な考え方と方法について詳しくお話ししました。本書で取り上げることになるのは、「授業リフレクション」ならぬ、「授業デザイン」です。

　前著では少しだけでしたが、「授業リフレクションと授業デザインの分かちがたい関係～明日の授業を創るリフレクション～」と題して、授業の準備、つまり授業デザインと実際の授業、さらに授業リフレクションとのつながりについて項をさきました[*1]。本書では、特にこの「授業デザイン」に焦点を当てて、基本的な考え方とその方法について詳しくお話しさせていただくとともに、読者の皆さんとご一緒に、「教えるとはどういうことか」「学ぶとはどういうことか」、ひいては「人が育つ・人を育てる」といった教育の本質を考えていければと思っています。また、せっかくの機会ですから、授業デザインと授業リフレクションの関連、さらにカリキュラムとのつながりまでを掘り下げて考えてみたいと思います。

　そこで、まず最初に「授業デザイン」を始めるに当たって、いくつか確認しておきたいことがあります。前著から引き続き読んでくださっている方も、大事なことですから復習のつもりで聞いてくださいね。

 「授業」ということば

　1つ目は、「授業」ということばについてです。皆さんは授業と聞くと、講義をイメージされるかもしれませんが、私は講義に限らず、演習や実習を含めて、授業ということばを用いています。また、看護師さんのなかには、授業と聞くと、自分とは縁遠いもののように感じられる方もいらっしゃるかもしれませんが、私は人と人との間に生まれる教育的なかかわり全般を含めて、授業と

いうことばを使っています。ですから、看護教員や実習指導者の皆さんだけでなく、院内で教育に携わっている看護師の皆さんはもちろんですし、もっといってしまえば、糖尿病の患者さんへの指導や家族を含めた患者さんへの退院指導など、日頃の看護のなかにも「授業」と呼べるようなかかわりが含まれているわけですから、私には関係ないなどと思わないで、日々患者さんの看護をしている看護師の皆さんにも、本書におつき合いいただけたらうれしいです。

「授業デザイン」ということば

2つ目は、「授業デザイン」ということばについてです。最近はいろんな人がいろんなところで、このことばを用いるようになってきましたが、授業の実施に先立って行われる「授業の計画」や「授業の構想」のことを授業デザインと呼んでいることが多いように思います。

ちなみに、授業デザインと似た表現としては、旧くから小学校や中学校の先生方に親しまれている「授業づくり」や「指導案の作成」、看護教員養成講習会などで習うことになる「授業設計」があげられますが、授業設計のほうは教育工学の用語で、授業をシステマティックに考える考え方なので、現場の先生方にとってはあまり身近ではないかもしれません。その点「授業デザイン」は、どことなく柔軟で創造的な感じがして、堅苦しいイメージのある「授業設計」よりもいい感じがするという人もいるかもしれません。けれども、英語ではデザインも設計も「design」ですから、笑っちゃいますよね。

では、なぜ「授業デザイン」と呼ぶのか…。柔らかいか堅いかの雰囲気だけの違いなら、どっちでもいいじゃないか…。別に格好つけないで、「授業の計画」や「授業の構想」とか、「授業づくり」や「指導案の作成」とか、これまでどおりでいいじゃないか──。そんなふうにツッコミを入れたくなる人もいるかもしれません。もちろん、「授業の準備」という意味では、みんな授業デザインに違いありません。しかし、実際の授業実践は、「授業の準備」が済めば、あとは授業するだけ！といった単純なものなのでしょうか。

いわゆる「授業設計」は、計画－実施－評価といったように、授業実践の最初の段階（計画のところ）に位置づけられることが多いのですが、実際の授業実践は、計画－実施－評価といった各段階を厳密に区切れるわけではありません。つまり、授業のなかでも、授業が終わったあとにも続いていくのが授業デザインなのです。このようなことから、いわゆる「授業設計」と区別して、私たちは「授業デザイン」[*2,3]ということばを用いています。

本書の前半では、「授業の準備」のあたりを中心にお話しすることになるか

もしれませんが、あくまでも授業デザインは、そこで完結するわけではないことを頭の隅においておいていただければと思います。

 ## 授業とはどのような営みなのか

さて、ひとまずことばの確認が済んだので、この章では、そもそも「授業」とはどのような営みなのかをもう一度確認するところから始めたいと思います。なぜなら、授業リフレクションと同じで、私たちが授業をどのようにとらえるかによって、授業デザインの考え方や方法もまったく異なったものになってしまうからです。

 ### これって授業と呼べるのかな？

授業をどのような営みとしてとらえるかについては、これまでも機会があるたびに、授業を「因果性」で説明する立場と、授業を「相互性」の場として引き受ける立場の、大きく2つがあることをお話ししてきました。

図1は、「因果性」で説明される授業を表したものです。この図をご覧になれば、いわゆる「計画−実施−評価」という各段階がどのように授業実践と対応しているのかも一目瞭然ですね。

授業を「因果性」で説明する立場の人たちは、学習者に対する知識・技術のinput（原因）とoutput（結果）の因果関係で授業を考えますから、このような人たちが考える授業は、図1のなかの点線で囲んだ部分にあたります。つまり、授業者が、学習者に、なんらかの知識や技術を伝える（input）作業が授業で、その結果として、学習者には、受け取った知識や技術がきちんと試験で示せること（output）が求められるというわけです。

いかがでしょう。このような説明は、私たちが子どもの頃から受けてきた、たくさんの授業の経験に照らしてみても、シンプルでわかりやすいものではないでしょうか。

たとえば、ベテランの先生が何年も使い込んだノートを片手にひたすら黒板に書いていく文字を、必死になって自分のノートに写していくだけで授業が終わった、すごく手が疲れた〜、という記憶のある人はいるでしょうか。

あるいは、穴埋めプリントを配られ、先生の説明を聞きながらせっせと空欄を埋めていくといったスタイルの授業なら、看護学生のときに自分も受けたことがあるという人も少なくないかもしれません。先生のスピードに途中でついていけなくなって、隣の人のプリントをチラ見したり、小声で「えっ、えっ、

図1:「因果性」で説明される授業

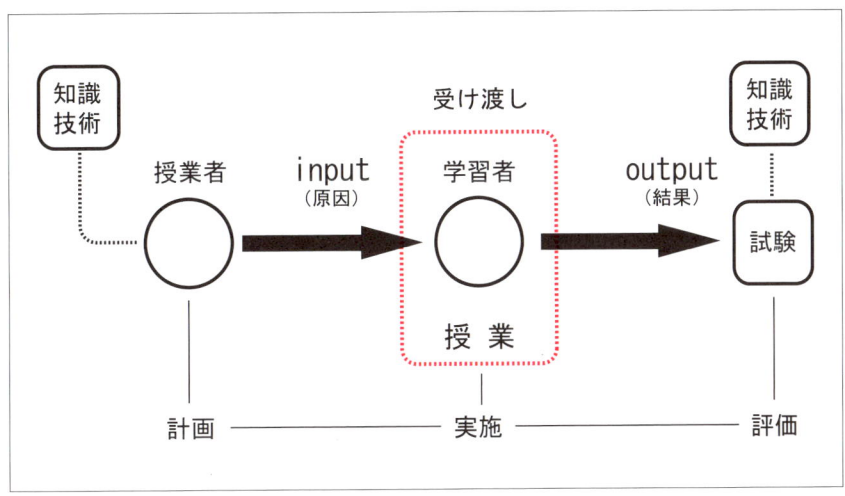

今なんていった?」と教わったりして、埋められてホッとしたという記憶のある人もいるのではないでしょうか。ひょっとすると、あとで誰かに聞けばいいやと思いつつ、それっきりになってしまい、試験の直前に焦ったなんてことがある人もいるかもしれません。

さらに、最近では、プロジェクターにつないだパソコンで、スライドをパッパカめくって講義をするのが流行りのようですが、それならスライドをプリントにして配ってもらえれば、授業中寝てても一緒だ!と感じたことがある人も少なくないのではないでしょうか。

このように、あらためて私たちの受けてきた授業の経験を思い起こしてみると、「因果性」で説明される授業では、知識や技術が、あたかも「物」のように授業者から学習者へと受け渡しされているかのようにとらえられていて、授業のなかで学習者に何が経験されているのかということには、ほんとんど関心がないことがわかります。

関心があるとすれば、聞いてるか/聞いてないか、起きてるか/寝てるか、といったことくらいかもしれません。授業者は「大事なこと」を伝えているつもりですから、当然、学習者に寝られては困るわけです。そこでいきおい「寝かさないために」という理由から、穴埋めプリントが登場したり、「ここは国試に出ます!」と脅してみたりもするようです。

しかし、そうまでして歯を食いしばって睡魔と闘った授業のなかで、学習者のなかには何が残るのでしょうか。そこにはいったいどんな学びがあるのでしょうか。間違いなく「忍耐」は学べるとは思いますが、結局、試験でoutputが

求められるものが、ノートやプリントを直前に見返して短期記憶のなかに詰め込んだ知識であるのだとすれば、それは答案用紙にoutputしていくのと同時に役目を終え、すっかり忘れ去られていくものではないでしょうか。皆さんのなかにも、徹夜の試験勉強で今日まで幾多の関門をくぐり抜けてきたという方もいらっしゃると思いますが、私もそうでした。

つまり、図1の授業を「因果性」で説明する立場では、授業のなかでの学習者の経験よりも、output（結果）のところに関心があるわけですから、学習者としても、試験前に授業中のノートや空欄のすべて埋まったプリントがゲットできれば授業は寝ていてもかまわないわけですし、出席日数の最低ラインを満たしていれば、あとは授業に出なくてもいいというわけです。

このことは、自分が学習者の立場であったとすれば、むしろ当然！と思われるかもしれませんが、自分が授業者の立場であったとすれば、とても嘆かわしいことかもしれません。しかし、知識や技術を「物」のように受け渡しできるものと考えているかぎりは、いくら図1の「計画」のところで、何をどのような順序で伝えるかを工夫してみても（そのこと自体はとても大切なことですが）、百戦錬磨の学習者に対しては焼け石に水かもしれませんね。

このような状況を知ってか知らぬか、最近では学びたい人がいつでもどこでも学べるようにと、図1の「授業」のところをインターネット等で置き換えるという取り組みも登場してきていますが、道具立ては最新のテクノロジーになっても、相変わらず授業は知識・技術の受け渡しとしてしか考えられていないようです。「因果性」は確かにわかりやすい授業の説明かもしれませんが、学ぶということの本質は、いったいいつになったら省みられるのか、私にしてみれば嘆かわしいのはむしろこちらのほうです。

「看護」を教えるってどういうこと？

図1で見てきたように、もし仮に授業が単なる知識や技術の受け渡しの場であるならば、何も臨床経験を積んだ看護師が無理して教壇に立つ必要はありません。何をどんな順序で話すかきちんと台本さえ用意できれば、あとはトークの上手な人に講義をしてもらえばいいわけです。

しかし、人が人に何かを教え、人が何かを学ぶということは、それほど単純なことではありません。まして、看護を教える・学ぶということを考えると、たとえば皆さんが、ご自身のかけがえのない臨床経験をとおしてつかみとってきた「本当に大事なこと」を、たかが1回や2回の授業で学習者に簡単にわかったような気になられたとしたら、それはそれで複雑な心境ではないでしょ

うか。しかも、それが自分自身の経験をとおしてつかみとられた「本当に大事なこと」であるならば、ことばでは伝えられないということだって充分にありえるわけですからね。

　素人の私がいうのもなんですが、看護師の専門性とは、今、ここで、患者のところで起きていることを全身で感じて動くこと、その時その場で相手に寄り添い、相手に即した、少しでもよりよい看護を提供できるよう常に試行錯誤を続けていけることだと思っています。一人ひとり異なる丸ごとの人間としての患者とかかわり、かかわりのなかでなにがしかのことをなしうること、それが人間を相手にする職業のもっとも本質的な専門性だと信じて疑いません。さらにいえば、看護教育の場で私たちが日々かかわる目の前の学習者には、患者にかかわるとはどのようなことなのか、そこでのかかわりの「何が看護で何がそうでないか」（What it is, and what it is not.）[*4] を自分自身でしっかりとつかみとっていけるようになってほしいものです。

　看護師の専門性の基盤となる「知恵」や「技」の多くは、一般的な知識や技術として、テキストや訓練によって獲得されるというよりは、臨床の場において、目の前の患者とのかかわりにおいて培われ、看護師の身体に獲得されていく「臨床の知」という性格をもっています。

　それは、実習における患者との個別具体的なかかわりだけでなく、講義や演習を含めた授業という場をとおして、授業者の「学習者へのかかわり」そのものが看護なのだと、学習者自身が本質的に会得できること、そのことによっても学習者が「臨床の知」に触れることを可能にしていくのだと思います。

　たとえば、私が立ち会ったある看護学校の成人看護学の講義でも、そうしたことが実際に起きていました。

　講義の内容は、事例を用いて、告知を受けてから再発までの患者の心理状態の変化を学生と一緒にたどり、看護者としてどのように患者とかかわっていけばよいのかを共に考えるというものでした。学生の発言を大切にして、それを全体に返しながら講義が進められていきます。患者の気持ちをわがことのように思いめぐらし、涙ぐんだり苦悶の表情を浮かべたりする学生もいます。なかには「患者じゃないから本当の気持ちはわからない」という学生もいましたが、先生が「では体験しなければ看護はできないの？」と全体に投げかけると、大きく首を横に振ったり、う〜んと首をかしげる学生も見られました。

　そうしたなか、先生はある学生に問いかけました。「あなただったらどうですか」。その学生は普段から指名してもほとんど答えることがなく、周りの学生からもあの子は受け身だ、やる気がない、いつもだんまりだと思われていた

ようです。けれども先生はじっと待ちます。それでも沈黙が続くと、「苦しんでいるその人にあなたは何ができますか」「看護者としてどうしたらいいんだろう」と、時折ことばを代えて尋ねては、またじっと待ちます。

長い沈黙の末、ようやくその学生は口をひらきました。「どうしていいかわからない。考えられない…」。「そうだね、考えられないね」と、先生はその学生だけでなく、全体に向かって返しました。すると、多くの学生が頷き、背筋を伸ばして身を乗り出す学生もいました。長い沈黙の末、学生から絞り出されたその一言は、多くの学生にとっての本音のようでもありました。先生は「そうだよね、考えられないよね、でもそれで看護になるのかな？」とさらに問いかけます。そして、答えは一つではないこと、自分が学生時代、実習で患者の辛い状況に出会って、どうしていいかわからずその場にいられなくなってしまったこと、指導の先生に「何もできなくてもそばにいることはできる」と教えられたことなどを語り出しました。学生は真剣に聞き入っていました。涙を流している学生もいました。先生と学生が一体感につつまれ、一人ひとりの頭と心が動いているのが感じられるひとときでした。

授業後の感想には患者の受容過程だけでなく、先生の学生へのかかわりをとおして「待つことの大切さ」を書いた学生もいました。また、その後の実習では、どの学生も自分から進んで患者さんのそばに行って話を聞こうとするようになったそうです。

このように、学生から決して逃げることのない看護教員の振る舞いにも、患者と向き合うとはどのようなことなのかを学生が学ぶ、といったことが可能になるのは、授業が単なる知識・技術の受け渡しではなく、「相互性」の場すなわち「臨床の場」になっていればこそであるといえるでしょう。そこに看護と共通する授業の奥深さがあるのです。

「相互性」の場としての授業

図2は、このような授業者と学習者のかかわりによって生まれる「相互性」の場としての授業を表したものです。

私たちは授業のなかで単にことばを介して相手とやりとりしているだけではなく、常に互いに相手を丸ごと全身で感じながら動いています。

こうした授業者と学習者のかかわりによって絶えず複雑に変化する授業の場に臨むにあたっては、授業者は「実現したい授業の方向」を明確にもっていることが大切です。生身の人間と生身の人間が向き合い、互いの思いや方向がぶつかり合い、引き込み合い、交わることで、授業の場に「学ぶこと・教えるこ

図2：「相互性」の場としての授業

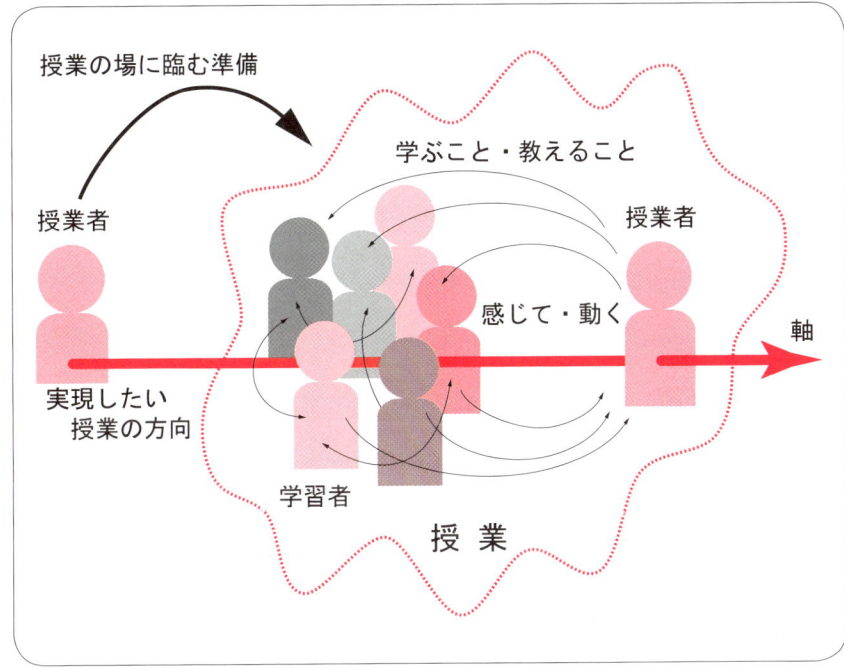

と」の関係が生まれるのも、授業者にこのような「実現したい授業の方向」が明確にあればこそなのです。

また、「実現したい授業の方向」は、授業者の「軸」として、授業のなかでの臨機応変な学習者とのかかわりを可能にするだけでなく、授業を振り返る際の「軸」ともなるものです。

本書で取り上げる「授業デザイン」は、こうした「実現したい授業の方向」を明確化することだと、ひとまず理解していただければと思います。

 ## 何が授業で何がそうでないか

「何が看護で何がそうでないか」を見極めるうえで、看護師が自分のなかに育てていく「看護観」が大切なのはいうまでもないことでしょう。同様に「何が授業で何がそうでないか」を常に問い続け、自分のなかに「授業観」あるいは「教育観」というものを育てていくことは、授業をよりよいものにしていくためにも、教える人として成長していくためにも、とても大切なことだと思います。これから授業デザインについて皆さんとご一緒に考えていくなかで、ご自身の「授業観」を見つめ直す機会にもしていただけたら幸いです。

1-2 自分のなかに「授業観」を育てるために
～相互性の関係についてもっと理解を深めておこう～

◻ もう一度、確認しておきましょう

　前項では、授業デザインを始めるにあたり、最初に確認しておきたいこととして、まず「授業」ということばと、「授業デザイン」ということばをどのような意味で用いるかについてお話ししました。講義だけでなく、演習や実習、さらに、人と人との間に生まれる教育的なかかわり全般を含めて、私が「授業」ということばを使っていることは、もういいですかね。ちなみに、仕事柄、私はよく講演会や研修会の依頼を受けることがあるのですが、「講演は一方的に話すだけになるから好きじゃない」「なるべく引き受けないことにしている」という大学の先生に時折出会うことがあります。けれども、私にとっては講演会だろうが研修会だろうがみんな授業です。相手が何百人になっても私は授業をしているつもりですし、一方的になるかどうかはこちらの心がけ次第だと思っています。

　そして、「授業デザイン」については、授業の計画や構想を練ったり、指導案を書いたりと、授業の実施に先だって行われる準備のことを一般に指しますが、私たちは、授業の準備だけでなく、授業のなかでも、授業が終わったあとにも続いていくものとして、授業デザインということばを使っていることをお話ししました。とはいえ、本書の前半では、「授業の準備」のあたりを中心にお話しすることになりそうな予感がしたので、あくまでも授業デザインは、そこで完結するわけではないことを念押しさせていただきました。

　こうして、ことばの確認を済ませたあとにお話ししたのが、そもそも「授業」とはどのような営みなのか、ということについてでした。前著『看護教育を拓く授業リフレクション～教える人の学びと成長～』から引き続き読んでくださっている皆さんには、「またおんなじこといってら〜」「もう耳にたこができるほど聞いたわよ」などといわれそうな気もしたのですが、授業リフレクションと同じで、私たちが授業をどのようにとらえるかによっては、授業デザインの考え方や方法もまったく異なったものになってしまうので、やっぱりお話しすることにしました。

それが、授業を「因果性」で説明する立場（図1）と、授業を「相互性」の場として引き受ける立場（図2）の違いです。

　この2つの違いをきちんと確認しておくことで、私たちが考える授業デザインというものが、「相互性」の場としての授業を前提にしていること、したがって、授業者と学習者のかかわりによって絶えず複雑に変化する授業の場に臨むにあたっては、授業者が「実現したい授業の方向」を明確にもっていることが大切であり、本書ではそれを明確化するのが授業デザインであることを、当面理解しておいてほしいこととしてお話ししました。

自分のなかに「授業観」を育てるために

　いかがでしょう、おさらいはこのくらいでよろしいでしょうか。

　こんなふうに尋ねると、うなずいてくださる方もいらっしゃるかもしれませんが、案外、自分がわかったつもりになっているだけということもあるかもしれません。実際、あちこちで「因果性」と「相互性」では、授業のとらえ方の何がどう違うのか、その違いによって授業リフレクションや授業デザインの何がどう違ってくるのか、そもそも授業研究の方向がどう違ってくるのか、そんなお話をする機会がわりと多くあるのですが、どこの会場にも必ず一人や二人は勘違いする人がいるものです。

　たとえば、「相互性」ということばを、特に意識するわけでもなく、「相互作用」ということばと同じような意味で受け取っている人がいるかもしれません。一見、どちらでもよさそうに思われるかもしれませんが、少なくとも私たちは「相互作用」ということばはほとんど使うことがありません[*5]。それには、それなりの理由があるわけですが、それはあとでお話しするとして、「相互作用」のつもりで、「相互性」の場としての授業についての話を受け取っていたとすれば、私たちがいわんとする「授業」とはまったく異なった「授業」の理解の仕方に至ってしまう可能性もあります。

　ちょっと読者の皆さんをドキッとさせてしまったでしょうか。せっかくの機会ですから、どうでしょう。読者の皆さんは、「相互性」と「相互作用」を特に区別することなく、「そうよね、やっぱり授業は相互作用が大事よね」「授業が授業者と学習者の相互作用で変化するというのは当たり前じゃない」といった受け取り方をされてはいなかったでしょうか。

　ま、仮にそうだとしても、どうってことはありません。教育や授業というものは、そういうものなのかもしれません。こちらがいくら大切なことだからと

力説したところで、いわんとすることがそのまま学習者に伝わるわけではなく、学習者の解釈を経て受け取られるわけですから、こちらがいくら伝えたつもりでも、学習者にしてみたら、そんなこと聞いちゃいないってことはいくらでもあるでしょう。実際、何年ぶりかで再会した教員養成の卒業生が、私のことは覚えていてくれても、授業でやったことを何も覚えていなかったなんてこともありますからね。いまさら驚きません。

　話を戻すと、「相互性」ということばと、「相互作用」ということばを、授業という営みとの関連において区別して用いるか否かは、その人が、人間と人間との関係をどのように考えているのか（人間理解や哲学といってもいいでしょう）ということとも結びついてきます。

　人によっては、そんなものは区別する意味はない、同じ意味だと考えるかもしれませんし、私たちのようにこだわって使い分けようとする人間もいます。ことによると私たちと同じニュアンスで「相互作用」ということばを使っている人もいるかもしれませんから、どれが正解ということでもないと思います。

　しかし、こういったことも自分自身の「授業観」にかかわってくることですから、皆さんも一度くらいはじっくり考える機会をもってみるのもいいかもしれません。自分自身の「授業観」というものは、自分が「実現したい授業の方向」にも大きく影響してくるものですから、前項の最後でもお話ししたように、看護師にとっての「看護観」と一緒で、教える人として、自分のなかに大切に育てていけるといいと思います。

　そこで、これから皆さんと授業デザインを考えていくうえで、とりわけ大切になると思われる「相互性」の関係とはどのようなものなのかについて、ここでは、もう少し掘り下げてお話ししておくことにしましょう。

相互性の関係についてもっと理解を深めておこう

「相互作用」じゃなくて「相互性」のわけ

　それではまず、「相互作用」と「相互性」という似たようなことばの使い分けについてですが、私たちがこだわって「相互作用」ということばをなるべく使わないようにしているのは、それが「因果性」の考え方と結びついているように感じてしまうからです。

　たとえば、授業者と学習者の関係についていえば、授業者のことばかけが原因となって、その結果として何らかの学習者の反応が起こり、今度はその反応

が原因となって、授業者の新たなことばかけを結果として引き起こす。このような関係を「相互作用」と呼んでいるのではないでしょうか。

こうした授業者と学習者との間で起きていることを「やりとり」と呼ぶことも多いように思いますが、ここでは、授業者と学習者があらかじめ個別に存在していることを前提に、これらのことばが使われていることに気がつかれるでしょうか。

私たちが、あえて「相互性」ということばにこだわるのは、実際の授業のなかでは、このようなかたちで、あらかじめ授業者と学習者が個別に存在していて、単にその間で「やりとり」が行われているだけではないからです。授業のなかで授業者と学習者は、常に互いが相手を感じて動いており、自分がはたらきかけている相手のなかに自分がすでに含み込まれてしまっています。

このことは、図3をご覧になっていただければ、よりいっそう明確になるのではないでしょうか。

この図は、「自己と他者の相互性の関係」を表したもので、かれこれ15〜16年くらい前に、メディア論の講義をするときによく黒板に描いていたものです。パッと見た感じ、私がこの地球上で最も忌み嫌う○○○という生物（名称を記載するのも避けたいくらいキライ）が、水面から顔を出している様子に

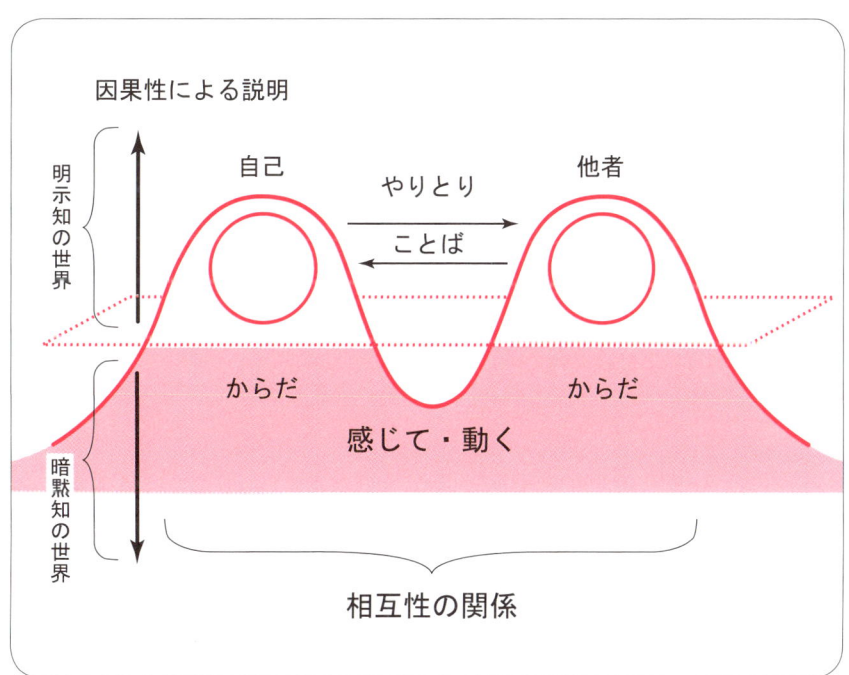

図3：目玉モデル（自己と他者の相互性の関係）

似ているらしく、この図を知っている人たちからは、○○○の「目玉モデル」という愛称で呼ばれています。

「相互作用」というのは、この図でいうと、水面から上の部分にあたります。そこでは、「自己」と「他者」が「ことば」を介して「やりとり」している様子がわかるでしょう。「明示知の世界」と記してありますが、明示知というのは、ことばや記号によって説明が可能な世界だということです。よく、コミュニケーションの過程を説明するときに、送り手と受け手が、ことばというメディアを介してメッセージをやりとりしている様子がモデルとして示されることがありますが、見たことがある人は、この図の水面から上の部分と形がそっくりなのに気づかれると思います。つまり、一般にコミュニケーションと呼ばれているものは、自己と他者の関係の全体ではなくて、部分のみを取り上げていっているということですね。こうしてみると「相互作用」ということばが、いわゆるコミュニケーションということばと結びつきがちなことも理解しやすいのではないでしょうか。

しかし、このようなことばを介してやりとりしている自己と他者の背後には、丸ごとの「からだ」と丸ごとの「からだ」で、互いに相手を感じて動いている広大な「暗黙知の世界」がひろがっています。「暗黙知」とは、「我々は語ることができるより多くのことを知ることができる」[*6]というポラニーのことばに象徴されるように、明示知のようにはことばや記号でうまく説明はできませんが、私たちの認識や行為を背後で支えてくれているものです。

たとえば、前項でお話しした、看護師の専門性の基盤となる「臨床の知」も、こうした水面下の暗黙知の部分に依拠しています。知識や技術というものがことばを介してやりとりされるということはもちろんあるわけですけれども、実践のなかで生きて働く知恵や技（臨床の知）というものが、対象との具体的なかかわりをとおして身体に獲得されていくというのは、こうした水面下の暗黙知の次元でなされていることなのです。

このことは、看護師の皆さんであれば容易に想像がつくことではないかと思います。「吸引」という一つの技術を取り上げてみても、たとえ、その手順をことばで説明することができたとしても、一人ひとり状況の異なる対象に合わせて「痰をとる」ということにまつわる微妙な手技や絶妙な勘所というものを、ことばで人に伝えるにはどうしても困難が伴うものでしょう。まさにそういった一つひとつの知恵や技が「臨床の知」なのであって、それが単なる技術ではなく看護技術であるゆえんだと思います。

実は授業のなかで、学習者とのかかわりをとおして培われ、かかわりをとお

して具体的に発揮される授業者の教育技術というものも、その大半が看護技術と同じように「臨床の知」という性格をもっています。無理なく自然と学習者の気持ちをつかんだり、状況に即した咄嗟の判断で臨機応変に授業の流れを変えたりすることができるのも「臨床の知」がなせるわざでしょうし、それを特に意識することなく当たり前のようにできてしまうこと自体が「臨床の知」の特徴をよく表していると思います。

少し暗黙知に関連した話が長くなってしまいましたが、この図のように、水面の上と下を対比してみると、自己であるとか、他者であるとかと、自分に意識されている自分（目玉の部分）というのは、丸ごとのからだとしての自分の一部分にすぎず、水面下では互いに相手を感じで動いていて、互いにつながりあっていることがわかるでしょう。

看護の世界にはググッとくるすごいことをいう人が多くていつも感心させられるのですが、ヴァージニア・ヘンダーソンの「皮膚の内側に入り込む」[*7]ということばも、それが可能になるにはこの図の水面下のつながりなくしては考えにくいことだと思います。ヘンダーソンは次のようにいっています。

> 「たとえ非常に緊密な二人の間においても互いを完全に理解するのは不可能である。しかしそうはいうものの、自分が看護している人との間に一体感を感じているのは、優れた看護師の特徴である」[*8]。

私も本当にそうだと思います。こうしてみても、看護師と教師が共通の基盤の上に立つ存在であるとしみじみ思いますし、水面の上だけでは「互いを完全に理解するのは不可能」であっても、水面下のつながりがあってこそ「一体感」を感じることが可能になるのだと思います。

ちなみに、ポラニーやヘンダーソンだけでなく、歴史的に見ても古今東西の哲学者や思想家が、この水面下の部分で互いがつながりあっていることを大切に考え、そこにさまざまなかたちでアプローチしています。たとえば、わが国でいえば、中村雄二郎[*9]や木村敏[*10]、清水博[*11]といった人たちの名前をあげることができますし、おっと忘れてはならない藤岡完治[*12]もその一人です。

話がそれました。元に戻しましょう。

つまり、「相互性の関係」とは、このような水面の上も下も丸ごと全体を含めていうのであって、「相互作用」とは、水面上での「やりとり」の部分のみを指しているということなのです。私たちが「相互作用」ではなく「相互性」ということばにこだわる理由が、これで少しはご理解いただけたでしょうか。

「因果性」と「相互性」、2種類の授業があるわけじゃない

　図3の「目玉モデル」で示した、自己と他者の「相互性の関係」は、いわば、人と人との関係の根源的なありようですから、看護師と患者の関係もそうですし、授業者と学習者の関係であっても決して別ではありません。

　ところが、よく、授業を「因果性」で説明する立場と、授業を「相互性」の場として引き受ける立場の違いについてお話をしていて出会う勘違いの一つに、「どっちも必要ですよね！」というものがあります。

　私も、少しでも理解の助けになればと、図1や図2のような図を黒板に描きながらお話しすることが多いのですが、それがかえって混乱を招いてしまうのかもしれません。このように「どっちも必要ですよね！」とおっしゃる方の頭のなかでは、おそらく「因果性」と「相互性」の2種類の授業が、あたかも別個に存在するかのようにイメージされているのでしょう。

　とはいえ、「ですよね！」と同意を求められても、うなずくわけにはいきません。にもかかわらず、「学生とやりとりしたり、考えさせたりするような相互性の授業も時には必要だと思うんですけど、いつもできるわけではないし、国試もあるので因果性の授業も必要だと思うんですよね」とかぶせてこられると、内心「出た、またやりとりか〜、学生が考えるってどういうことなのか考えたことがあるのかな〜、国試に必要になるのは何だと思っているのかな〜」などと思ってしまいますが、そこはこちらも大人です。それがこの方の授業観であるのだとしたらそれもやむをえないと思いつつ、私としては、自分の授業観に基づいて、時間の許すかぎり再説を試みるわけです。いきおい、「目玉モデル」の登場となることもあります。

　ここまでおつき合いくださった読者の皆さんであれば、すでにお気づきかとは思いますが、「因果性」と「相互性」の2種類の授業が、別個にあるわけではありません。たとえ、国試対策の講義であったとしても、それは授業者と学習者の「相互性の関係」のなかで成り立っているわけですから、授業者の意気込みに学習者が感じ入って受験スキルが積極的に獲得されるということもありうるでしょうし、その逆に、プレッシャーに押し潰されそうになる学生も現れることでしょう。それは、限られた時間のなかで、あれも伝えなければ、これも伝えなければというような、いわゆる伝達型の講義であったとしても決して別ではありません。「とにかく時間内にレジュメの最後まで終わらせたい」という授業者の思いや焦りが、学習者に伝わらないわけがありませんからね。つまり、どんな一片の知識であっても、それを教えることと学ぶことが成り立つ

のは、「相互性の関係」のなかでのことなのです。

　よろしいでしょうか。2種類の授業があるわけではなく、先ほどもお話ししたように、「目玉モデル」に示した、水面の上も下も丸ごと全体を含めて「相互性の関係」にあるわけですから、それを丸ごと授業の場として「引き受ける」か、あるいは、水面から上の「自己」と「他者」の「ことば」を介した「やりとり」の部分のみに「因果性による説明」を加えて、豊かで奥深い授業という営みの全体をわかったつもりになるかの違いがあるだけなのです。

「相互性」の場としての授業を生きるということ

　これまで見てきたように、「因果性による説明」というのは、あくまでもことばや記号による明示知の世界でのお話にすぎません。これに対して、「相互性」としての授業というのは、もちろん「説明」ではありませんし、「とらえ方」というのとも、本当は少し違うかもしれません。「相互性」というのは、人と人との関係の根源的なありようのことですから、それを授業の場としてあるがままに「引き受ける」か、あるいは、その場を学習者と共に「生きる」か、「生きようとする」のかといった表現に変えるほうが、よりふさわしいのかもしれません。

　そもそも「授業」とはどのような営みなのか、ということについてお話する際に、「授業を『因果性』で説明する立場と、授業を『相互性』の場として引き受ける立場の違い」といったように、これまであえて私が「立場」という言い方をしてきたのも、このためです。

　私たちは白紙の状態の学習者にはたらきかけているのではありません。この私がはたらきかけている相手とは、「この私を感じて動いている目の前の学習者」にほかなりませんし、この私にはたらき返してくるのは、「『この私を感じて動いている目の前の学習者』を感じて動いている私」を感じて動いている学習者にほかならないのです[*13]。ややこしく感じられるかもしれませんが、「常に互いが相手を感じて動いており、自分がはたらきかけている相手のなかに自分がすでに含み込まれている」というのは、まさにそういうことなのです。

　授業のなかでの私たちは、実はこのような「授業者と学習者のかかわりによって絶えず複雑に変化する授業の場」をすでに生きています。そのことを私たちがどのように考え、引き受けるのかということは、自分自身の「立場」、すなわち自分のなかに授業観を明確にもつことでもあるのです。

1-3 授業における経験の意味
～学んでほしいことと学ばれることは一緒じゃない?!～

 「教えたのにできない、わからない」と嘆く前に

　これから皆さんと授業デザインを考えていくうえで、また、自分自身の授業観を自分のなかに育てていくためにも、とりわけ大切になると思われる「相互性」の関係について、「目玉モデル」（図3）まで使って詳しくお話ししました。いかがでしょう。授業を「因果性」で説明する立場と、授業を「相互性」の場として引き受ける立場の違いが、いったいどのようなものなのか理解を深めていただけたでしょうか。

　そういえば、以前、臨床で教育に携わっている看護師さんから「目玉モデル」について、次のような感想をいただいたことがありました。

　　「臨床でも、水面上のやりとりをしている人が多いと思います。教えたつもりになり、できないと評価してしまう人が多いです。臨床指導者に伝えたいなと思います！」。

　この看護師さんがおっしゃるように、「水面上のやりとり」をしただけで「教えたつもり」になっていて、教えたのにできない、ちっともわかっていないと嘆く人には、私もよく出会います。

　「教えたんだから、学んだはずだ」というのは、授業を「因果性」で説明する人たちに典型的な考え方だと思います。これまでも同じようなことをお話ししてきましたが、こうした考え方は「伝えたんだから、受け取るのは当然だ」というのと一緒ですから、そこでの関心はおのずと「伝わったか／伝わらなかったか」という結果のところに向くことになります。そして、うまく伝わっていないことがわかると、いきおい「今どきの学生は～」「今どきの新人は～」などと相手のせいにしたり、もっと「効率のよいやりとり」の方法や、「効果的なやりとり」のためのスキルが求められたりするわけです。ちなみに、前項でも少し触れましたが、ここでいう「やりとり」のことが、一般に「コミュニケーション」と呼ばれているものです[*14]。

ちょっと考えてみればわかりそうなことだと思いますが、一人ひとりの患者に個別性があるように、学生や新人にも一人ひとり個別性があるのは当然です。まして、「教える人」にも個別性があるわけですから、人と人との間で生まれる授業という営みを、あてがいぶちのノウハウやマニュアルに還元することはできません。

　つまり、所定のスキルを獲得し、所定の教程に従って訓練さえ受ければ、うまく教えられるようになるというような安易なものではないのです。むしろ、「教える人」にとっては、「こうすれば、こうなる」「こうあらねばならない」といったような考え方が、授業という実践の場にはなじまないこと、そもそも「教育に正解はない！」ということを、実感を伴ったかたちで学ぶことのほうが大切だといってもよいでしょう。

学んでほしいことと学ばれること

　これまで皆さんには、自分のなかに授業観を育てていくことの大切さを繰り返しお話ししてきましたが、授業を「因果性」で説明する立場の人たちがもっている授業観、つまり、因果論的な授業観というのは、伝統的教育に深く根差したものです。このような伝統的教育に対して、進歩主義教育の立場から、「経験」に基づく教育の重要性を強調した人物に、ジョン・デューイをあげることができます。

　せっかくの機会ですから、デューイの次のことばに少し耳を傾けてみましょう。彼は、伝統的教育においてもたらされた教師と生徒の経験の「大半はよくない種類のものであった」[*15]といいます。

　　「たとえば、どんなに多くの生徒たちが、思考しアイディアを出そうとする気構えをそがれてしまったことか。どんなに多くの生徒たちが、経験させられたという学習のやり方ゆえに、どれほど学習意欲を失ったことか。どれだけ多くの生徒たちが、自動的な反復練習によって特殊な熟練を習得したものの、それだけに生徒たちの判断力や新しい場面に応じての知的行動力が、どれほど制約を受けたことか。どれほど多くの生徒たちの学習の過程が、倦怠と退屈なものに結びつけられてしまったことか…」[*16]。

　デューイの手厳しい批判はまだまだ続きますが、このくらいにしておきましょう。これは、70年以上も前に書かれたものですが、自分が子どもの頃から受

けてきた、たくさんの授業の経験に照らしてみてどうでしょうか。なかには、看護を教える立場となった自分の今を振り返って、耳が痛いという人もいるかもしれません。

➡ 学生と「やりとり」するとはいうけれど…

前に、ひたすら黒板を写すだけの授業や、穴埋めプリントをせっせと埋めていくだけの授業、あるいは、スライドをパッパカめくって進められる講義の例を取り上げましたが、案外、そうした授業をしている先生方のなかにも、一方的に伝えるだけの、いわゆる伝達型の授業はよくないと思っている人は多いと思います。

そこで、なるべく学生とかかわらなくてはいけないと思って、学生に質問して答えさせる場面を意識的に設けている授業もありますが、そういったやりとりの場面というのは、単純に一問一答のかたちで既習事項を確認するだけだったり、質問を繰り返して期待する答えを出させるだけだったりすることも少なくないようです。

学生にしてみれば、既習事項の確認は、知っていることを答えるだけですから、そこで新たに何かが学ばれるわけではありません。むしろ、覚えていない・思い出せない学生にとっては、不安と緊張を強いられるひとときにすぎないのではないでしょうか。また、せっかく頑張って考えて、勇気を出して答えたとしても、先生の期待する答えだけが求められているのだとしたら、当たり外れに喜びを感じられる学生はともかく、なかには自分の頭で考えること自体を無意味なことのように感じてしまう学生もいるかもしれません。

このような授業では、それこそデューイがいうように、「思考しアイディアを出そうとする気構え」がそがれてしまうのではないでしょうか。

➡ 「学習のやり方」で学習意欲が失われる?!

とはいえ、教室のなかでは、子どもの頃から、そうした授業者と学習者の「やりとり」が、あたかもお約束のように繰り返し経験されてきているのかもしれません。

このほかにも、たとえば、看護学校でもたくさん行われているグループワークという「学習のやり方」は、互いの違いに触れ、互いの違いから学ぶという民主主義の素地を培うことにもつながるものですが、グループワークは「苦手！」「嫌い！」「できることならやりたくない！」と思っている看護師さんたちが少なくないのは、とても残念なことです。

先生から与えられた課題に取り組む意味が見出せなかったのか、あるいは、メンバーとの人間関係がやっかいだったからでしょうか。ことによると、せっかく知恵を出し合ってまとめた考えが、先生からダメ出しをくらったり、結局、最後に先生が正解を示してあっけなくまとめられてしまったりしたからかもしれません。なかには、真面目に取り組まないメンバーのぶんまで自分が背負うはめになってしまい、それでも頑張ったにもかかわらず、評価が自分にではなくグループに対して行われるという不公平感に、「グループワークは二度とごめんだ！」という感情だけが残ったという学生もいるでしょう。

　学生の主体的な学びを期待してグループワークを設定するのは結構ですが、せっかく看護を学びに来たのに、これでは誰だってやりきれませんね。

「反復練習」で何が学ばれているのかな?!

　では、デューイのいう「自動的な反復練習によって特殊な熟練を習得したもの…」というのはどうでしょうか。ひょっとすると、学内の演習をとおして繰り返し手順を学ばせたのに、実際に患者さんのところに行ったら、ちっともできない、そんな学生の顔が思い浮かんできた先生もいるかもしれません。

　患者の個別性に応じた技術の提供を目的に、基本となる手順の確実な習得を目指すというのは、スタンダードな技術演習の考え方だとは思います。ところが、技術の獲得にとって何が基本となるのかの吟味がなされないまま、デモンストレーションに始まり、手順の練習が繰り返されると、結果として手順は踏めても、肝心の目の前の患者がすっぽり抜けてしまう学生が現れるといったことも起こるわけです。

　初めて技術を学ぶ学生にしてみれば、デモンストレーションで「よく見て」といわれて、先生の手技を網膜に映すことができたとしても、先生が見てほしいポイントが見てほしいように「見える」とはかぎりません。まして、手順の確実な遂行が一つひとつチェックされるような技術試験が控えているとすれば、学生の意識がおのずと手順のなぞりに縛り付けられてしまうというのも無理もないことでしょう。

　こうして、試験のクリアを目標に、せっせと繰り返した反復練習が、手順の上達と引き替えに、実際の目の前の患者さんの存在をどこかに置き忘れてしまうことへとつながっているのかもしれません。

授業における経験の意味

こうしてみると、デューイが生きた時代も私たちの生きる現代も、教育や授業にまつわる事情はそうたいして違わないように思えてきます。

彼のことばは、いわゆる伝達型の授業の盲点を鋭くついているだけでなく、学習者の「経験」への着目は、「学んでほしいこと」と「学ばれること」が必ずしも一致しているわけではないことを考えるきっかけを私たちに与えてくれるといってもよいでしょう。つまり、「教えたんだから、学んだはずだ」なんてことは、軽々しく口にはできないということです。講義のなかでのやりとりにしろ、グループワークや技術演習の進め方にしろ、こちらがどんなによかれと思ってしてきたことだとしても、デューイがいうように、学習者にとって「学習の過程が、倦怠と退屈なものに結びつけられてしまった」としらとても残念なことですね。

ここでもう一度「目玉モデル」を思い出してみてください。目玉モデルに照らしていえば、水面上の伝統的教育がよくないから、水面下の学習者の経験に基づく教育を重視しようとしたのがデューイだとしたら、そうした考え方を超えてさらに、「授業の場における経験」を水面の上も下も丸ごと全体を含めた「相互性」の関係として引き受けようとするのが私たちの立場だといってもいいでしょう。

ですから、「学ぶ」ということは、相互性の関係のなかで自らの経験が変容するということですし、「教える」ということは、そうした経験の変容、成熟、発展の過程に具体的にかかわるということにほかなりません。

たとえば、一見しただけでは、伝統的教育と見分けがつかないような、ただひたすら授業者が一方的に話しているだけのような授業のなかでも、一人ひとりの学習者のなかにさまざまな思いが引き起こされ、それまであいまいだった自分の経験がいちだんと明確になってきて、今後に向けての新たな決意が呼び覚まされるといった経験がなされることもありうるのです。

さて、授業を「相互性」の場として引き受ける立場から「授業デザイン」を考えようとしている私たちは、授業者と学習者の「やりとり」による、単なる知識・技術の受け渡しの場として授業を考える考え方から、そろそろ卒業することにしましょう。もっと、学ぶことと教えることの本質を考えて、授業者と学習者が互いに向き合い、かかわるなかで生まれる授業の場での「経験」を大事にしていけたらいいと思います。

経験に基づいた学習とは

　私たちが「学ぶ」ということを、経験の変容、成熟、発展の過程として考えようとしたときに、大きな示唆を与えてくれるものとして、カール・R・ロジャーズによる学習の「定義」[*17]があります。

　本章の最後に、経験に基づいた学習とはどのようなものなのか、ロジャーズのことばを見ておくことにしましょう（丸数字は筆者、太字は原文のまま）。

①**意義のある、もしくは経験的な学習は、個人的に夢中になっているような性質を持っております**——すなわち、自分の感情と、認知的な諸様相との両方を持っている全体的な人間が、学習するという出来事の**なかに**おります。

②**それは自己主導的であります**。はずみもしくは刺激が外側からくる場合でさえ、発見した、到達した、把握した、理解した、という感じは、内部からやってきます。

③**それはしみわたります**。それは学習者の行動や、態度や、たぶんパースナリティにさえ、なんらかの差異を生じさせます。

④**それは、その学習者によって評価されます**。それが、自分の要求に合っているか、自分が知り**たがっている**方向へ導くか、自分が経験している無知という暗黒の領域を照らしているかを、その学習者は知っているのであります。その評価の位置は、明らかにその学習者のなかにあるといってよいでしょう。

⑤**その本質は意味なのであります**。このような学習が生起するとき、その学習者に対する意味という要素は、全体的経験へと組み入れられるのであります。

　私たちが学習者にとっての「経験」を大事に考えてきたのは、「経験」が他人にはとって代わることのできない、その人自身に固有のものであり、その人自身による自らの「経験」の意味づけこそが、「学ぶ」ということの本質にほかならないと考えてきたからです。このような学びをどのように実際の授業のなかで実現していくかを考えていくうえでも、学習の本質は意味にあると考えるロジャーズの定義は、大いに参考になるのではないでしょうか。

引用・参考文献

＊1 目黒悟：看護教育を拓く授業リフレクション；教える人の学びと成長，メヂカルフレンド社，2010，p.86-93．
＊2 藤岡完治：授業をデザインする．成長する教師；教師学への誘い，金子書房，1998，p.8-23．
＊3 目黒悟：子どもと教師が生きる授業デザイン．21世紀を生き抜く学級担任②；学びを育てる授業デザイン，ぎょうせい，2002，p.113-133．
＊4 フロレンス・ナイチンゲール著，薄井坦子，他訳：看護覚え書；看護であること・看護でないこと，改訳第6版，現代社，2000．
＊5 藤岡完治：「生きる力」と情報教育．教育メディア研究　情報教育実践ガイドⅣ；他者としての子どもと出会う，藤沢市教育文化センター，7，2000．
＊6 マイケル・ポラニー著，佐藤敬三訳：暗黙知の次元；言語から非言語へ，紀伊國屋書店，1980，p.15．
＊7 ヴァージニア・ヘンダーソン著，湯槇ます，小玉香津子訳：看護の基本となるもの，日本看護協会出版会，1995，p.19．
＊8 前掲書＊7
＊9 中村雄二郎：共通感覚論，岩波現代文庫，2000．
＊10 木村敏：あいだ，弘文堂思想選書，1988．
＊11 清水博：生命知としての場の論理；柳生新陰流に見る共創の理，中公新書，1996．
＊12 藤岡完治：関わることへの意志；教育の根源，国土社，2000．
＊13 R.D.レイン著，志貴春彦，笠原嘉共訳：自己と他者，みすず書房，1975．
＊14 目黒悟：メディア観の転換．教育メディア研究　情報教育実践ガイドⅠ；教師である私の発見，藤沢市教育文化センター，128，1997．
＊15 ジョン・デューイ著，市村尚久訳：経験と教育〈講談社学術文庫〉，講談社，2004，p.32．
＊16 前掲書＊15，p.32-33．
＊17 カール・R・ロージァズ著，友田不二男編，伊東博，他訳：ロージァズ全集22；創造への教育（上），岩崎学術出版社，1972，p.4．

第 2 章

授業デザインに
取り組んでみよう

2-1 授業デザインの6つの構成要素とは
～授業設計から授業デザインへ～

授業の場に臨むために

　これまで皆さんには、「授業デザイン」の前提となる考え方として、そもそも「授業」とはどのような営みなのか、学ぶことと教えることの具体に即しながら、「人と人との相互性の関係」や「授業における経験の意味」といった根源まで掘り下げて詳しくお話ししてきました。

　授業は、授業者と学習者のかかわりによって絶えず複雑に変化する「相互性」の場です。そこでは互いが相手を「感じて・動く」というように、かかわることをとおしての「変化」が前提になっていますから、授業の場に臨むにあたっては、授業者が「実現したい授業の方向」を明確にもっていることがとても大切です。

　第1章の図2（p.9）を思い出してください。「実現したい授業の方向」は、授業者の「軸」として、授業のなかでの臨機応変な学習者とのかかわりを可能にするだけでなく、授業を振り返る際の「軸」となるものなのです。

　また、第1章-3で触れたように、「学ぶ」ということは、相互性の関係のなかで自らの経験が変容するということですし、「教える」ということは、そうした経験の変容、成熟、発展の過程に具体的にかかわるということにほかなりません。ですから、1時間の授業だけでなく、一連の授業（単元全体）をとおして学習者にどのようなことを経験してほしいのか、授業者としてどのようなことを大事に学習者とかかわっていきたいのか、そして、最終的に学習者をどんなところへ連れて行きたいのかといった、授業者の「実現したい授業の方向」がいちだんと大切になってきます。

　こうした授業者の「実現したい授業の方向」を明確にするのが授業デザインであることは、これまでもたびたびお話ししてきましたが、その方法は人によってさまざまだと思います。いきなり指導案を書くというのも一つでしょうが、とりわけ本書で皆さんに紹介したいのは、図1に示した、故藤岡完治による「授業デザインの6つの構成要素」[*1]です。ここではまず、6つの構成要素の成り立ちからお話しすることにしましょう。

図１：授業デザインの６つの構成要素

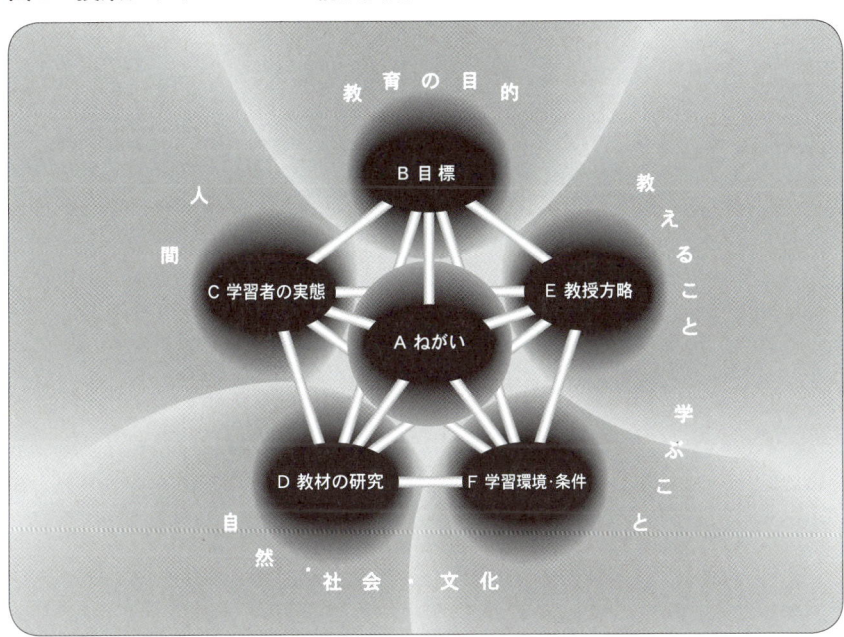

授業デザインの６つの構成要素の成り立ち

　今から約20年前、「授業デザインの６つの構成要素」は、藤岡によって当初「授業設計のための６つの下位課題」として提案されたものでした。現職教員や教育学部の学生を対象とした授業研究コース[*2]の一部として、「６つの下位課題」に取り組むことで、授業設計を体験しながら学ぶことに主眼が置かれていたことから、そう呼ばれていたのです。その当時はまだ、この図も６つのことばをそれぞれ両端矢印で結んだだけの簡素なものでした。

　その後、藤岡はこの図に託した自身のインスピレーションを、授業の関係論的把握の徹底に伴って次第に明確化していったことで、いわゆる教育工学的な授業設計との違いを意識するようになり、この図を説明する際に、「デザイン」ということばを好んで用いるようになりました。そうしたなか、私の研究室でまとめていた研究紀要への原稿[*3]執筆時にオーダーされたのが、現在のように６つの構成要素の背景に、それぞれを考えていくうえで大切になることばを書き添えた、奥行きのある立体的な図案でした。

　藤岡としては、さらに６つの構成要素の背景が互いに交わり、境目が見えないほど分かちがたい関係にあることを表現してほしかったようですが、当時の私たちの技術ではこれが精一杯でした。

授業デザインの6つの構成要素に託されたもの

それではここで、藤岡がこの図にどのようなねがいを託したのか、少し長くなりますが当時の文章*4 を以下に引用しておくことにします。

「この図に託した筆者のねがいの第一は、先にも触れたように『目標達成という呪縛』からの解放である。いわゆる『教育工学的』授業設計では、目標分析→教材の選択・作成→学習者の実態把握→評価法の決定という手順を取ることが多かった。このような手順をとるとき授業設計者の意識はどうしても目標の実現ということに焦点化してしまいがちである。例えば『学習者の実態』では、目標の達成という教師の都合で子どものレディネスや関心・興味が調べられる。しかし重要なのは、教材と学習者と教師のそれぞれのねがいや方向性が出会う『経験』のためのダイナミックな『しかけ』を意図的に設けることである。もちろんどんな場面でも経験の場たりうるのだが、授業における『経験の場』とは、文化の獲得が同時に文化の創造として経験される『気づき』のプロセスのことである。

　第二に、自己の統一的な授業構想を明確に表現する営みであるということである。『明確に』が意味するのは、教材の背後にある文化を問うこと、学習者の背後に人間を問うこと、教育行為、教育手段の背後に『自己』を問うということである。『統一的』ということが意味するのはそれらの各々を深めながら統合することである。例えば学問や文化に対する関わりから見いだす自分にとっての意味や、子どもが文化材を我がものにしていくことの意味、そのプロセスに援助者として関わることの意味等を全体として表現するということである。このことが子どもにおける個性的な『応答』と『経験』の成熟を可能にする。

　第三に授業設計は教師自身が事実に出会い、事実によって変革される自己変革の場を『しかけ』として意識的にデザインするということである。授業から教師自身が『学ぶ』ための授業設計ということである。事実に出会えるためには行為者の側に対象に働きかけ、あるいは対象の語りかけるものを感受するルールやイメージができるだけ明確に意識化されている必要がある。授業の事実から『問題』が生まれるということ、しかも格闘するに値する教育上の『問題』に出会えるのは、そういう体制が授業者に整っているからである」。

当時はまだ「授業設計」ということばが用いられてはいましたが、ここでの藤岡の主眼は、それまでの授業設計に対する批判・反省に立って、その改善として新たな授業設計、すなわち「授業デザイン」の考え方と方法を提案することにありました。特にねがいの第一に述べられている「『目標達成という呪縛』からの解放」は、未だに色褪せることのない革新的な主張だと思います。

せっかくの機会なので、上の引用部分に先だって、藤岡がこのことについてどのように述べていたのかも紹介しておくことにしましょう。

「『経験』が呼び起こされ成熟していく場として授業を実現するためには、われわれは『目標達成という呪縛』から自らを解放しなければならない。目標達成は全ての認識を予め立てられた目的や偏見の維持に従属させてしまう。また目標への関心はしばしば『今、ここ』で現実に起こっているプロセスを見逃し、そこに潜んでいる豊かな意味に気づかずに通り過ぎてしまう。こうして『感覚が目覚めるということ』、すなわち『経験すること』をおざなりにしてしまう」[*5]。

こうした藤岡のねがいは、当時多くの小・中学校の先生方に共感と大きな示唆を与えることになりました。そして、授業の構想だけでなく、授業に臨むにあたって「実現したい授業の方向」として、教師が「ねがい」を明確にもつことの重要性が意識されるようになっていったのです。

いかがでしょう。最近では学校教育のみならず、看護教育の世界でも、いたるところで目標の達成度や到達度によって人を管理する風潮がますます強まっているように感じますが、それがいかに世の中の流れだとしても、授業の場での「経験」を大事に考えようとしている私たちは、学ぶことと教えることの本質だけは決して見失いたくないですね。

ちなみに、この図の名称は、対象に合わせて折々に藤岡自身によって微妙に言い換えられていましたが、『看護教員のための授業設計ワークブック』[*6]に至って、「授業デザインの6つの構成要素」と呼ばれることになりました。

「授業デザインの6つの構成要素」は、授業を構想する際の考え方であると同時に、6つの構成要素の「1つ1つを明確にし、相互に関係づけ、相互の関連において修正し、ねがいを中心に全体として調和のとれた、意図の明確な授業の世界を構想していく」[*7]のを具体的に支援するものでもあります。

以降では、この6つの構成要素による授業デザインの進め方を紹介することにしましょう。

2-2 6つの構成要素による授業デザインの進め方
～自分の実現したい授業の方向を明確にしよう！～

授業デザインの流れ

　すでにお話ししたように、「授業デザインの6つの構成要素」は、授業を構想する際の基本的な考え方であると同時に、6つの構成要素の「1つ1つを明確にし、相互に関係づけ、相互の関連において修正し、ねがいを中心に全体として調和のとれた、意図の明確な授業の世界を構想していく」[*8]のを具体的に支援するものでもあります。

　図2は、そうした6つの構成要素による授業デザインの流れです。

　授業デザインは、まず最初に「A ねがい」「B 目標」「C 学習者の実態」「D 教材の研究」「E 教授方略」「F 学習環境・条件」の、6つの構成要素それぞれを明確にすることから始まります。そして、各要素がある程度明確にできたら、今度はそれぞれの要素間の関連を考えて、全体として整合性がとれるようにしていきます。こうして、授業（単元）の全体像がつかめたら、「自分の実現し

図2：授業デザインの流れ

```
〔1〕6つの構成要素それぞれを明確にする
          ↓
〔2〕それぞれの要素間の関連を考える
          ↓
〔3〕授業（単元）の全体像をつかむ
          ↓
〔4〕指導案を作成する
          ↓               ↓
        〔5〕授業の実施
```

30　第2章　授業デザインに取り組んでみよう

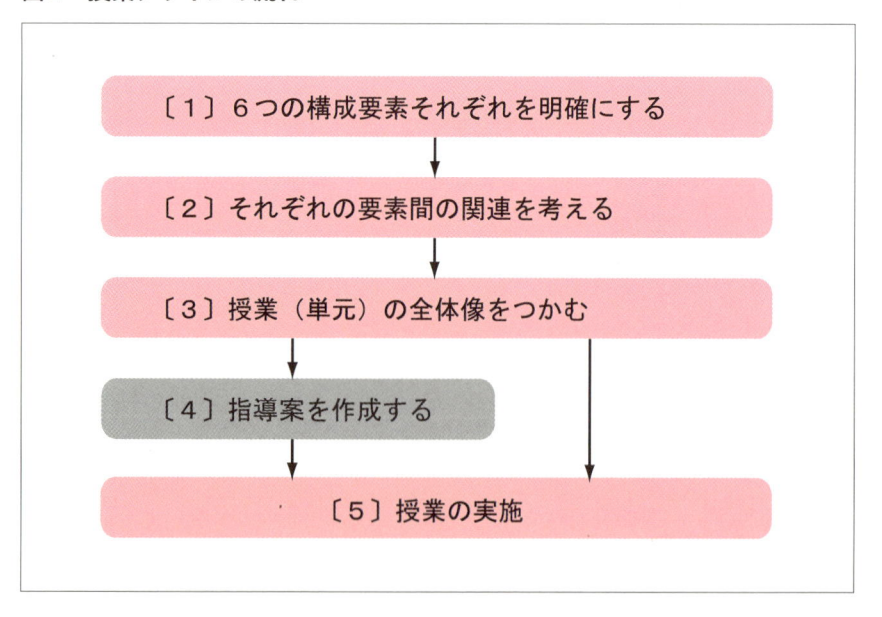

たい授業の方向」もおのずと明確になっているはずですから、あとは必要な資料や教材・教具の準備を済ませて「授業の実施」に踏み切るということもあるでしょうし、授業の流れをより具体的に考えておきたいときには指導案の作成に進んでもよいでしょう。

授業デザインのためのワークシート

　実際に授業デザインに取り組む際には、6つの構成要素の全体が見やすいように、A3くらいのサイズの紙に、図3のようなワークシートを用意します。もちろん、全体が一度に見られるなら、形は多少違っても差し支えありません。また、あとから書き込みができるように、各要素の周囲にはある程度余白があるといいでしょう。ちなみに、左上の「学年・科目・単元名」の記入欄は、看護学校の先生方向けのものですから、院内研修などのデザインでは適当に変えてください。なお、ワープロを使って直接画面に入力していってもかまいませんが、それぞれの要素間の関連を考えるときや、全体を眺めてみるときには向かないので、やはりワークシートに手書きしていったほうがいいと思います。

　それではここからは、図2の流れにそって、授業デザインの進め方[*9,10]を詳しくお話ししたいと思います。

図3：授業デザインのためのワークシート

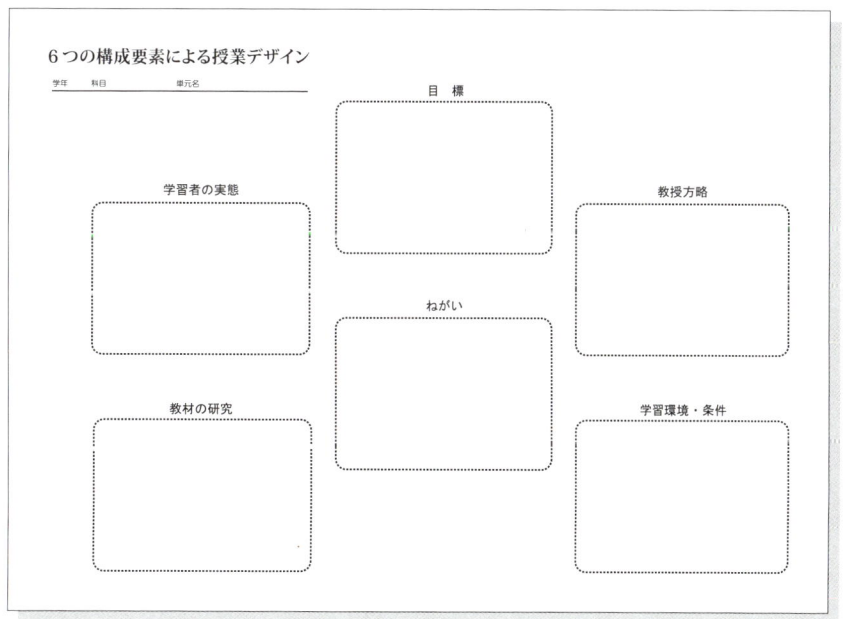

《 6つの構成要素による授業デザインの進め方 》

〔1〕6つの構成要素それぞれを明確にする

　ワークシートの各欄の記入にあたっては、どこの要素から始めて、どこの要素に飛んでもかまいません。書きやすいところから、思いついたことを箇条書きでもよいので記入してみてください。

　各欄の記入を進める際のポイントは、以下に示したとおりです。ちなみに、ここでは講義・演習・実習を想定しているので、臨床で教育に携わっている皆さんは、「学生」のところを研修の対象者に合わせて適宜読み換えていただけたら幸いです。また、それぞれの要素の考え方については、第3章でも詳しくお話ししますので、併せて参考にしてもらえればと思います。

A　ねがい

　この授業（単元）をとおして、学生にどんなことを学んでほしいのか、どんな経験をしてほしいのか、どのように育ってほしいのかなど、シラバスや教科書にとらわれず、自分自身の授業の「ねがい」を自由に書き出してみます。また、この授業（単元）をとおして自分はどう学生にかかわっていきたいのか、どんなことを大事にして授業をしていきたいのかといった、授業のなかでの「ありたい自分」についても書き出してみます。

B　目標

　この授業（単元）をとおして、学生はどんなことを具体的に学んだり、身につけたりするのか、授業の目標を具体的に書き出してみます。記入にあたっては、カリキュラムやシラバスのどの部分に相当するのかなども考えてみます。

C　学習者の実態

　誰にでもあてはまりそうな一般的な学習者の実態ではなく、自分の目の前の学生たちの状況を書き出してみます。授業に対する姿勢やレディネスはどうでしょうか？　「教材」に対する興味や関心はどうでしょうか？　これまでに学習者に経験されてきたことは、今回の授業（単元）とどのように関連するでしょうか？

D　教材の研究

　教育内容について、授業者としての理解（学習）はもちろん、この授業で扱うテーマ・内容・素材と学習者が出合うことでどんな学びの可能性が期待できるのか、そもそも学ぶに値する・教えるに値する意味のある内容なのか、自分なりの解釈を書き出してみます。

E　教授方略

　教材を具体的にどのように扱うか、学習者の実態を踏まえたうえでどのような方法や手立てを用意するか、また、どのような方法で具体的に授業を展開するかなど、授業に臨むにあたっての基本方針（この授業にはこんな方法で迫ってみようなど）を書き出してみます。

F　学習環境・条件

　どんな人的・物的資源や学習メディアが利用できそうか、あるいは、どんな学習の場を設定する必要があるかなどを書き出してみます。

　また、各欄の記入にあたっては、6つの構成要素の背景に示されていることばと、それぞれの要素とのつながりも意識して考えてみるとよいでしょう。

　つまり、「目標」の背景にある「教育の目的」、「学習者の実態」の背景にある「人間」、「教材の研究」の背景にある「自然・社会・文化」、「教授方略」や「学習環境・条件」の背景にある「教えること」「学ぶこと」などとのつながりを問うてみることも大切だということです。

　ちなみに、この図では見えていませんが、「ねがい」の背景にはどんなことばが隠れていると皆さんは思うでしょうか。そうです。「ねがい」の背景にあるのは「自己」ですね。つまり、「ねがい」のところでは「自己」を問うことも大切になってくるということです。

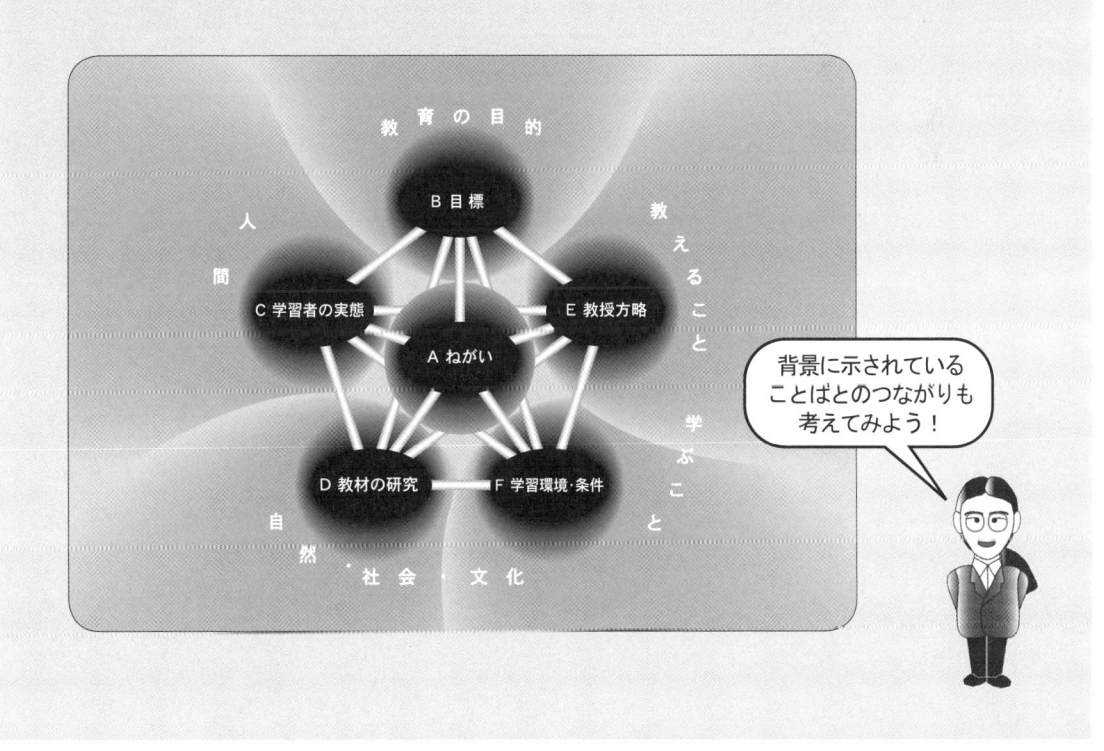

6つの構成要素による授業デザインの進め方

(2) それぞれの要素間の関連を考える

　各欄の記入がひと通り終わったら、今度は各要素の間を行きつ戻りつしながら、全体としての整合性を図っていくようにします。

　具体的な進め方としては、図4の例のように、それぞれの欄に記入された事柄のどことどこがつながっているのか／いないのかなどを見つけ出し、それぞれを線で結んでみることで相互の関連を明らかにします。そして、前の記述を修正したくなったら、取消線で訂正し、授業デザインのプロセスも残しておくようにします。併せて、新たに追加したり修正を行ったりした日付も記入しておくとよいでしょう。

図4：授業デザインの例

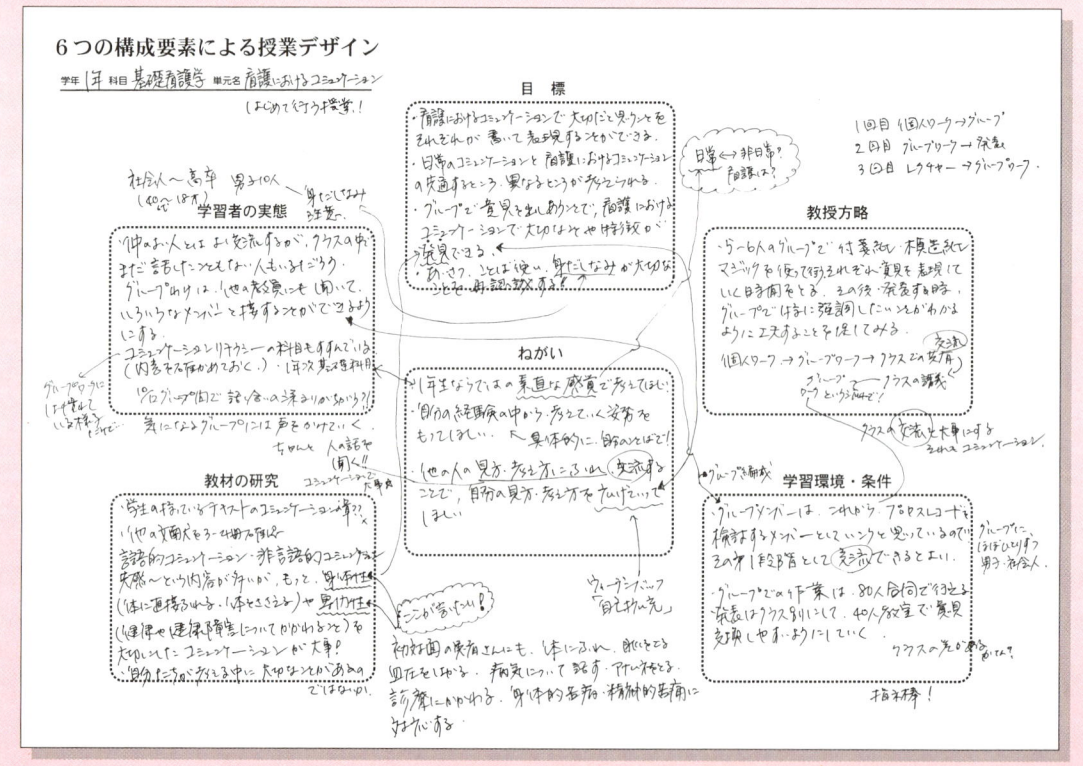

　なお、授業デザインを単なる6つのマス埋めに矮小化しないためにも、参考として、要素間の関連を考える際のチェックリストを次頁の表に示しておきます。

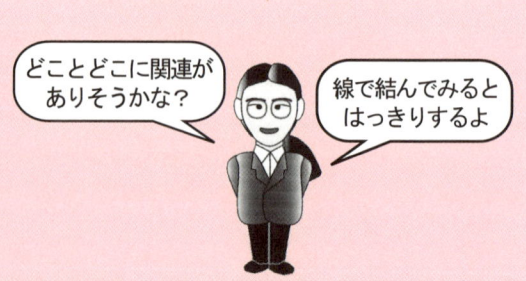

「どことどこに関連がありそうかな？」

「線で結んでみるとはっきりするよ」

表：6つの構成要素のチェックリスト

- ☐ この「ねがい」は、どのような「目標」によって具現化されるのでしょうか？
- ☐ この「ねがい」は、どのような経験の場を用意すれば（→教授方略）、学生と共有できるのでしょうか？
- ☐ この「ねがい」を実現するには、どのような「教材」や「学習環境」の準備が必要でしょうか？ それは可能なものでしょうか？（→教材の研究、学習環境・条件）
- ☐ この「ねがい」は、どのような「学習者の実態」から出てきたものでしょうか？ もっと学生のことを知っておく必要はありませんか？

- ☐ この「目標」は、「学習者の実態」に即したものになっているでしょうか？
- ☐ この「目標」に学生が近づけるような指導過程・授業展開（→教授方略）が考えられているでしょうか？
- ☐ この「目標」にふさわしい「教材」「学習環境・条件」が考えられているでしょうか？

- ☐ 「学習者の実態」と「ねがい」は結びついているでしょうか？
- ☐ 「学習者の実態」把握は、「目標」の実現にとって十分でしょうか？
- ☐ 「学習者の実態」に「教材」や「学習環境・条件」は合っているでしょうか？

- ☐ この「教材」は、「ねがい」や「目標」を実現するのにふさわしいものでしょうか？
- ☐ この「教材」は、学生の真剣な追究に応えるだけの幅と深さを備えているでしょうか？
- ☐ この「教材」が授業で生きるためには、どのような「学習環境・条件」が必要になりそうですか？ それは準備できるものでしょうか？
- ☐ この「教材」を学生と出会わせ、どのように学生とかかわらせていくか、具体的な「教授方略」は考えられているでしょうか？

- ☐ この「教授方略」は、「ねがい」にそったものになっているでしょうか？
- ☐ この「教授方略」は、「目標」を実現するのにふさわしいものでしょうか？
- ☐ この「教授方略」に必要な「学習環境・条件」はみたされているでしょうか？
- ☐ この「教授方略」は、「学習者の実態」に合っているでしょうか？

- ☐ この「学習環境・条件」は、「ねがい」を実現する場としてふさわしいものになっているでしょうか？
- ☐ この「学習環境・条件」で、学生は「目標」に近づけるのでしょうか？
- ☐ この「学習環境・条件」と「学習者の実態」との関係は適切でしょうか？

- ☐ 6つの構成要素、それぞれの間に食い違いはありませんか？

〔3〕授業（単元）の全体像をつかむ

　それぞれの要素間の検討が終わる頃には、自分の実現したい授業の構想がほぼまとまってきているのではないでしょうか。

　普段の授業であれば、このように6つの構成要素を見返して、授業（単元）の全体像をつかむことができた段階で、「自分の実現したい授業の方向」もおのずと明確になっているはずですから、あとは必要な資料や教材・教具の準備を済ませて、そのまま「授業の実施」に踏み切るということもあるでしょう。もし、授業の流れをもっと具体的に考えておきたいときには、次の「指導案の作成」に進んでください。

〔4〕指導案を作成する

　6つの構成要素によって明らかとなった授業（単元）の全体像を踏まえて、指導案の形に具体化してみます。いつものように、いきなり指導案を頭から書き始めるよりも、自分の実現したい授業の全体像が明確になっているぶん、ずっと書きやすく感じられるかもしれません。また、書いていて、もし迷うようなことがあれば、もう一度6つの構成要素を見返して、自分はどんな授業をしたかったのかを確かめてみるとよいでしょう。

　指導案には特に決まった形式があるわけではないので、指導案のはじめに6つの構成要素を示したうえで、その後に単元計画（指導計画）と本時計画（本時の目標と展開など）を記載するといったやり方もあります。

　指導案については、第3章-7であらためて詳しくお話しするつもりですが、ここで大切なことは、6つの構成要素によって明らかとなった授業の構想をどのように実際の授業の場で実現するのかということです。学習者の経験の連続性に配慮しながら単元全体の「流れ」を計画することも大事ですし、本時展開も、学習者とのかかわりや、実際の授業の「流れ」を具体的にイメージして考えられるとよいでしょう。

〔5〕授業の実施

　さあ、いよいよ授業の実施です。「自分の実現したい授業の方向」が明確になっているわけですから、気負うことはありません。肩の力を抜いて、自分のやってみたいことをどんどんやってみてください。

　実際の授業は学生と共に創り出されるものです。学生の意表をつくような発言や予想もしなかった動き、対応に一瞬苦慮するようなハプニングも含めて、目の前の学生との授業を楽しんでもらえたらと思います。

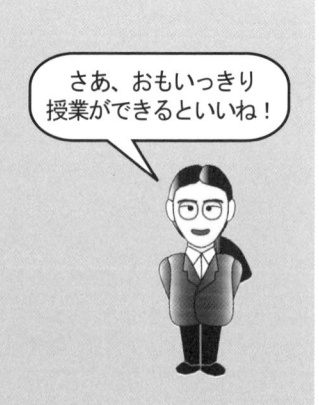

> さあ、おもいっきり授業ができるといいね！

もっと自由になろう!!

ところで、指導案を作成すると、「そのとおり授業をするのがよいことだ」「そうしなければならない」と思い込んでいる人に時折出会いますが、決してそんなことはありません。授業が「相互性」の場であることを思い出してみてください。そこではあくまでも「変化」が前提です!!

また、「指導案を書くと縛られてしまう」といったことばをよく耳にしますが、それは指導案が「手順書」のように意識されているからです。十分に検討された指導案は、授業のなかでの自分を縛るものではなく、むしろ授業の変化や学習者との自由なかかわりを保障するものだといえるでしょう。つまり、「実現したい授業の方向」を明確にもつことは、授業のなかでの自分を自由にしてくれるということなのです。

さて、ここまで6つの構成要素による授業デザインの進め方について詳しくお話ししてきました。しかし、このようなことは、ある程度経験を積んだ教師であれば自分の実現したい授業を構想する際に、頭のなかで「あーでもない、こーでもない」と行っていることだと思います。つまり、授業を構想する教師の思考過程を自分の目に見えるような形にすることで、授業デザインの検討を具体的に支援しているのが「6つの構成要素」でもあるのです。

COLUMN
「6つの構成要素のチェックリスト」を用意したわけ

チェックリストなどというとあまり聞こえはよくないかもしれませんが、なぜ、あのようなものを作ったのかというと、草大学の教員養成課程で教えているときに、6つの構成要素をただの6つの穴埋めにしてしまい、授業デザインをしたふりをする学生が何人か目についたからでした。半分懲らしめのつもりで配ってみたのですが、どっちみちやる気のない学生にはあってもなくても大差ありませんでした。けれども、真面目に取り組む学生にはこれがとても参考になったようです。なかには、本気でチェックリストの項目をすべてクリアしようと1週間頑張り抜いて、いいかげん気持ちが悪くなったという学生もいました。ちょっと気の毒なことをしたかなとも内心思いましたが、その学生の授業デザインはそれはそれはよく考えられたものでした。別に全部が全部、このチェックリストのとおりにうまく関連づけられるとは限りませんが、これに照らしてみて、一つひとつの要素が独立したものではなく、相互に関連し合っていることを意識しながら授業デザインを検討してもらえたらと思います。

2-3 大事なことは書き方じゃなくて考え方!!
〜互いに関連し合ってこその6つの構成要素〜

🔲 授業デザインの進め方についてよくある質問

　6つの構成要素による授業デザインの進め方については、これまでも看護教員の養成課程や継続研修などでたびたびレクチャーしてきましたが、よくある質問に「書き方」があります。

　たとえば、「どうやって書いたらいいんですか」「どこまで書けばいいんですか」といった漠然としたものから、「ねがいを書いてからでないと次にいけないんですよね」とか、「教材の研究のところには、これまで教材について調べてきたことを全部書くんですか。この欄には収まりきれないんですけど…」とか、「学習者の実態は一般的な学生像でいいんですか」「書いているうちに教授方略のところと、学習環境・条件のところが同じような内容になっちゃうんですけど…」「ねがいと目標の違いもわからなくなってきちゃうんですけど…」といったように、微に入り細に入り、ありとあらゆる質問が出てきます。

　「どうしてみんなそんなに書き方にこだわるの？」と尋ねると、「看護師は真面目なんですよ」と答えが返ってきて、苦笑させられることもあります。確かに皆さん、看護学生の頃からひたすら書くことを求められてきたということもあるのでしょう。

➡ 「書き方」にこだわるのは看護学生と一緒?!

　そういえば、こうしたことは看護過程の授業にも共通しているかもしれませんね。先生方はきっと看護過程の授業をとおして、学生に「考え方」を学んでほしいのでしょうが、「書くのが大変」「書き方がわからない」と、ぶーぶーいう学生に日々つき合うなかで、知らないうちに「書き方」を教えることに心を砕いているのではないでしょうか。

　第1章-3で、「授業における経験の意味」についてお話ししましたが、学んでほしいことと学ばれることは必ずしも一緒じゃありません。教える側の目的や意図とは別に、看護過程の授業でいえば、それは「書き方」として教えられ、「書くこと」として学ばれている可能性も高いのです。

生前、看護過程に憂いを表明していたヴァージニア・ヘンダーソンも、旧約聖書の創世記をもじった次のような一節を紹介しています[*11]。

　8日目に
　神は看護過程を
　創り給い……
　そして誰も眠らなかった

　皆さんはどう思われるでしょうか。記録を書くことにへとへとになって実習に行った学生時代を思い起こした人もいるでしょうか。あの頃に戻るのは二度とごめんだという人もいるのではないでしょうか。国試に合格して、もう書かなくて済むんだと思ったらホッとしたという人もいるかもしれません。

　現にこんな話を聞いたことがあります。昨年の春、卒業したばかりの新人看護師さんが、たまたま出会った恩師から「今度のカリキュラム改正で新設された統合実習のなかでは、2人の患者さんを受け持つんだよ」と聞いた瞬間、「えっ、2人分書くんですか!!」と間髪入れずに応えが返ってきたそうです。思わず吹き出してしまいましたが、真面目に一生懸命教えてきた先生方にとっては笑えない話かもしれませんね。

「書き方」が代わりに授業をデザインしてくれるわけではない

　ひょっとすると、こうした看護過程にまつわる経験と同じように、6つの構成要素や指導案も、それを「書くこと」があたかも目的のように経験されてしまっている、ということがあるかもしれません。

　そもそも授業の場に臨む準備として、授業を「考えること」が大切になるから6つの構成要素や指導案があるのです。ところが、「書くこと」だけで精根尽き果てて授業に臨むなんて経験をしたことがある人も少なくないかもしれません。これでは何のために書いているのかわかったものじゃありませんね。ですから、くれぐれも次のようなことにはならないでほしいものです。

　9日目に
　藤岡完治は6つの構成要素を
　創り給い……
　そして誰も眠らなかった

「考え方」を知ってもっとちゃんと考えよう！

いうまでもないことかもしれませんが、「書き方」が私たちの代わりに授業をデザインしてくれるわけではありません。「書き方」をマスターして、「書き方」に則って書き進めていけば、誰でも立派に授業デザインを仕上げることができるというようなわけにはいきませんし、そういった意味での授業デザインのノウハウやマニュアルの提供が本書の目的ではありません。

ちなみに、これと関連したことについては、藤岡も次のようにはっきりといっています。

「私たちは授業デザインの明確な方法を求めるのですが、手続きや方法が私たちに代わって『授業』を構成してくれるわけではありません。大切な視点は、授業を通しての学習者や文化についての私たちの『具体的』で『方法的』な"学び"であり、方法や手続きで『武装し』、教育の手続き化を進めることではありません」[*12]。

そこで、6つの構成要素による授業デザインの基本的な「考え方」について、もう少しお話ししておきたいと思います。

互いに関連し合ってこその6つの構成要素

よく誤解があるのですが、6つの構成要素を「A ねがい」→「B 目標」→「C 学習者の実態」→「D 教材の研究」→「E 教授方略」→「F 学習環境・条件」といったように、順番に見出しを立てて、何ページにもわたってせっせと書いていく人に時折出会うことがあります。

もちろん、それで自分の実現したい授業の方向が明確になるのなら止めはしませんが、山のように書けば書くほど何をやりたいのかわからなくなってしまうということもあるようです。自分の頭のなかを整理し、考えを深めるためにやっているのに、かえって混乱してしまうようでは困ったものです。

また、1枚の紙に6つの構成要素全体が眺められるようにするところまではいいのですが、それぞれの要素を書き終えたところで満足してしまったのか、形だけ要素と要素の記入欄の間に両端矢印が付けられていて、本当にそれぞれの要素の中身を一つひとつ他要素の中身と照らし合わせて関連を検討したのか怪しいものに出会うこともあります。

あえてもう一度藤岡のことばを引くならば、大事なことは、6つの構成要素の「1つ1つを明確にし、相互に関係づけ、相互の関連において修正し、ねがいを中心に全体として調和のとれた、意図の明確な授業の世界を構想していく」[*13]ことなのです。

考える順序を固定してしまうと、どうしても発想がせばまって窮屈になってしまうということがあるでしょう。ですから、6つの構成要素は、どこから考え始めてもかまわないわけですし、考えの途中で別のところに飛んでもいいわけです。そして、要素と要素の間を行きつ戻りつしながら、それぞれの関連を検討し、全体として整合性を図っていくようにすることのほうが、「作文」の出来・不出来よりもはるかに大切なことなのです。

授業デザインのプロセスを残しておくことの意味

前項の最後でも少しお話ししたように、6つの構成要素は、自分の実現したい授業を構想する際に、普段なら頭のなかで「あーでもない、こーでもない」と考えていることを自分の目に見えるような形にすることで、授業デザインの検討を具体的に支援するものです。

ですから、修正したくなったら取消線を使って訂正したり、追加や修正を行った日付も記入しておいたりすることを勧めているのは、授業デザインのプロセスを残しておくことで、自分の考えの変化も大切な財産としてあとから見返すことができるからです。

そこには採用された考えばかりでなく、検討の末、却下となった考えもたくさん残されていることでしょう。それらは決して無駄になるわけではなく、考えたぶんだけ授業者としての自分自身の幅をひろげてくれるのです。

この意味で、きれいにお清書された6つの構成要素よりも、たくさんの書き込みの跡が残った6つの構成要素のほうがずっと価値があるといってもよいでしょう。どんなに見栄えよく仕上がったとしても、授業に結びつかないなら意味がありませんからね。

ところで、なんだかここまでお話ししてきて、「考え方」が大事だといっていたわりには「書き方」の話になっているような気がしてきたので、このへんでやめておきます。第3章では、6つの構成要素の一つひとつを取り上げて、その「考え方」を詳しくお話しするとともに、指導案の「考え方」についてもあらためて触れておきたいと思いますので、ご自身の授業デザインを深めていくうえでの参考にしていただけたら幸いです。

引用・参考文献

＊1 藤岡完治：学ぶことと教えること；授業における経験とその意味．教育メディア研究 学校教育とコンピュータ，藤沢市教育文化センター，154，1992．
＊2 藤岡完治：自己（相互）学習による現職教員向け授業研究コース「授業予測から授業設計へ」の開発，鳴門教育大学学校教育研究センター，テクニカル・レポート No.12，1990．
＊3 前掲書＊1
＊4 前掲書＊1，p.155-156．
＊5 前掲書＊1，p.153．
＊6 藤岡完治：看護教員のための授業設計ワークブック，医学書院，1994．
＊7 前掲書＊6，p.16．
＊8 前掲書＊6，p.16．
＊9 前掲書＊6
＊10 目黒悟：6つの構成要素による授業デザインの基本的な考え方．教育実践臨床研究 授業研究と教師の成長を結ぶ，藤沢市教育文化センター，25-33，2009．
＊11 ヴァージニア・ヘンダーソン著，小玉香津子訳：再び看護過程について．ヴァージニア・ヘンダーソン論文集〔増補版〕，日本看護協会出版会，1989，p.77．
＊12 前掲書＊6，p.41．
＊13 前掲書＊6，p.16．

第 3 章

授業デザインを深めるために

3-1 ねがいの明確化
〜「この私」が学習者の前に立つことの意味〜

◻ 「ねがい」って何だろう?!

　ここではまず、6つの構成要素のなかから「ねがい」を取り上げて（図1）、その「考え方」を詳しくお話ししたいと思います。

　読者の皆さんのなかには、看護学校や臨床の場でこれまで教育に携わってきていても、「ねがい」ということばはあまり耳慣れないという人もいるかもしれません。けれども、大学の教育学部を卒業して小・中学校の先生になっている人たちからも、「初めて聞きました」「えっ、授業にねがいがいるんですか」「ねがいなんて考えたこともありませんでした」などという声をしょっちゅう聞きますから、安心してください。授業を行ううえで、ことのほか「ねがい」は重要な意味をもってくると私たちは考えているのですが、案外、学校現場では知られていない、あるいは意識されていないのも事実なのです。

→ 「この私」が学習者の前に立つことの意味

　「ねがい」というのは、この授業（単元）をとおして、学習者にどんなことを学んでほしいのか、どんな経験をしてほしいのか、どのように育ってほしいのかなど、シラバスや教科書にとらわれず、教える人として自分自身がもつものです。それは、この授業（単元）をとおして自分はどう学習者にかかわっていきたいのか、どんなことを大事にして授業をしていきたいのかといった、自分自身のスタンスを決めるものでもあります。

　たとえば、教えねばならないことがあらかじめ定められていても、実際の授業は授業者が違えば決して同じにはなりません。もちろん、学習者が異なるということもありますが、授業者のもっている「ねがい」によって授業は大きく異なったものになってきます。授業で扱う内容をどう解釈するかにしても、学習者のつぶやき一つを取り上げるか取り上げないかの判断にしても、この「ねがい」に拠るところが大きいのです。

　ですから、「ねがい」は"他の誰でもない、「この私」が教える人として学習者の前に立つことの意味である"といってもよいでしょう。

図1：授業デザインの6つの構成要素

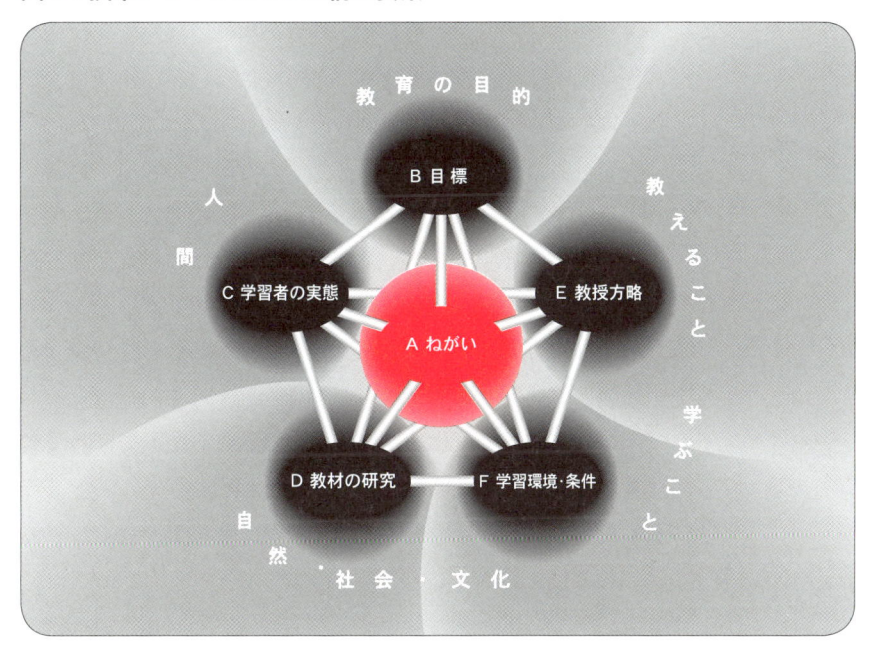

```
        教育の目的
          B 目標
   人
   間  C 学習者の実態   E 教授方略   教
                                  え
           A ねがい              る
                                  こ
                                  と
       D 教材の研究  F 学習環境・条件  学
                                  ぶ
                                  こ
        自然・社会・文化           と
```

　以前、「授業に自分のねがいを差し挟んでもいいんでしょうか」と訴える先生に出会ったことがあります。また、最近では共通指導案なるものをこしらえて、それに基づいた授業を教員に一律に求めるという動きを耳にしたことがあります。そこでは金太郎飴のように誰がやっても同じ授業が理想とされているのかもしれませんが、果たして先生方のやりがいはどのように考えられているのでしょうか。

　授業をただ単に知識や技術を伝えるだけの機械的な作業だと考えるのであれば、「ねがい」など必要ではないのかもしれません。しかし、まがりなりにも看護を教える人というのは、かけがえのない臨床経験を積み、看護に対してのさまざまな思いをもって学習者の前に立っているはずです。さらにいえば、教える人が目の前の学習者や自分の授業への「ねがい」をもつ存在であるということは、人が人に教えるということの根拠となりうるものなのです。「ねがい」は授業を機械的な作業から解放し、人間的な営みへと、個性的かつ魅力的なものへと変えてくれるのです。

伝えるもの≠伝わるもの

　いかがでしょう。「ねがい」の大切さが少しでもご理解いただけたでしょうか。ちなみに、日頃からこうして「ねがい」の大切さを強調してお話ししてい

ねがいの明確化　45

ると、困ったことに、授業をとおして伝えるべきものがねがいだと勘違いする人が現れることがあります。授業の準備では、どうしたらねがいが伝えられるかに腐心して、実際に行った授業では、ねがいが伝わった／伝わらなかったと一喜一憂している姿にもよく出会います。

　もちろん、授業を受けていてその授業者のもっている「ねがい」が自然と伝わってくるということはあるでしょう。そのこと自体はとても素敵なことだと思います。しかし、あくまでも授業はねがいを伝えるために行うのではありません。「ねがい」をその授業の目標や最終的なゴールのように考えてしまうのも誤りです。くどいようですが、「ねがい」は、授業で伝達すべき内容でも、達成すべき目標でもないのです。

　これまで繰り返し、授業の場に臨むにあたっては、授業者が「実現したい授業の方向」を明確にもっていることがとても大切になることをお話ししてきました。実はこの「方向」というのが、今ここでお話ししている「ねがい」のことなのです。

➡ 実現したい授業の方向＝ねがい

　「ねがい」というと、どうしても授業の目標や内容と勘違いする人があとを絶たないことから、私は意識して「方向」ということばを使っています（苦肉の策で「方向（ねがい）」[*1]と表記することもあります）。ですから、これまでは、授業者の「軸」として、授業のなかでの臨機応変な学習者とのかかわりを可能にするだけでなく、授業を振り返る際の「軸」となるものを「実現したい授業の方向」と呼んできましたが、それはそのまま「ねがい」のことと受け取ってもらえればと思います。つまり、「方向」と呼ぼうが「ねがい」と呼ぼうが、それは、授業者である自分の軸となり、拠り所として自分の授業の維持継続を支えてくれるものにほかならないのです。

　とはいえ、ここで私たちが大切にしたい授業者の「ねがい」というのは、あくまでも自分が自分の「目の前の学習者のところで」実現したい授業の方向のことで、自分の「勝手な思い込みで自分本位に」実現したい授業の方向のことではありませんから、勘違いしないでくださいね。

➡ 「ねがい」が生まれるために

　では、授業者の「ねがい」は、どこから生まれてくるのでしょうか。もちろん、お賽銭を投げてパンパンと柏手を打ってかける「ネガイ」と、ここでいう「ねがい」は同じではありません。あくまでもここでの「ねがい」は、教える

人として、自分の目の前の学習者や自分の授業にかけるものだからです。

　この意味では、自分自身のこれまでの臨床経験から、学習者に対して漠然と抱く「こんな看護師になってほしい」も大切な「ねがい」だといえるでしょう。また、自分が日々かかわっている目の前の学習者から、「○○さんには、もう少し自分の考えを積極的にいえるようになってほしい」とか、「□□さんはそそっかしいから、もっと落ち着いてできるようになってほしい」といったように、個別具体的に立ち上がってくる「ねがい」も大切になってきます。

　しかし、授業という場が、一人ひとりの学習者にとって充分に意味のある学習経験の場となるためには、この授業で扱うテーマ・内容・素材が、果たして学ぶに値する・教えるに値する意味のある内容なのか、そもそも学習者が「看護を学ぶとは、いかなることか？」といった"問い"を立ててみることも忘れてはなりません。このことは、後ほど「教材の研究」のところでもう一度お話しするつもりですが、そもそも、授業の「方向」を定め、授業者の「軸」となりうる「ねがい」とは、そうした自らが立てた"問い"との責任ある応答の繰り返しのなかから次第に明らかになってくるものだからです。

　また、授業の場は、授業者と学習者が互いに相手を感じながら動いている相互性の場ですから、ことばを介さなくてもこちらの思いやねがいが自然と相手に伝わり、それが個々の学習者の反応だけでなく、授業の場全体にも大きく影響してきます。ですから、相手にばかりあれもこれもと求めるだけではなく、自分はどう学生にかかわっていきたいのか、どんなことを大事にして授業をしていきたいのかといったように、自分は授業のなかで「どうありたいのか」「どうしていきたいのか」を考えてみることも大切だということです。つまり、「ねがい」を明確にしていくためには、教える人としての「自己」を問うということも忘れてはならないということですね。

「ねがい」と「目標」の違い

　ところで、6つの構成要素による授業デザインに取り組んでいると、「ねがい」と「目標」の違いがわからなくなってしまうことがあるそうです。たとえば、よくありがちな、次のような2つの言い回しを比べてみてください。

- 看護におけるコミュニケーションの大切さが理解できる
- 看護におけるコミュニケーションの大切さをわかってほしい

確かに同じ文章でも語尾を「〜できる」と表現すれば「目標」らしくなりますし、語尾を「〜ほしい」に変えれば「ねがい」のような表現になります。もちろん、このような小手先の言い換えが大事なわけではありません。「大切さが理解できる」といったところで、目標としては一般的な表現で具体性が乏しく漠然としてしまいますし、「大切さをわかってほしい」というのでは一見教える側の願望を表しているようではありますが、学習者の側での目標として記述すれば、結局「大切さがわかる」「大切さが理解できる」になってしまうわけですから、そこにはわざわざ「ねがい」として表明しておくだけの大事な意味はなさそうです。これでは、「ねがい」と「目標」の違いがわからなくなってしまうというのも無理もないことかもしれません。語尾さえ変えればいいってものじゃないということですね。

では、次のような例はどうでしょう。

- 1年生ならではの素直な感覚で考えてほしい
- 自分の経験のなかから考えていく姿勢をもってほしい。具体的に自分のことばで！
- 他の人の見方・考え方にふれ交流することで、自分の見方・考え方を広げていってほしい

これは、第2章で授業デザインの例として紹介した「看護におけるコミュニケーション」の授業を担当した先生の「ねがい」です（p.34、図4参照）。同じコミュニケーションの授業を担当するにしても、先に見た例のように一般的な表現ではなく、自分のことばで具体的に表現されています。

「目標」については項をあらためて詳しく取り上げるつもりですが、この先生は次のように表現しています。

- 看護におけるコミュニケーションで大切だと思うことをそれぞれが書いて表現することができる
- 日常のコミュニケーションと看護のコミュニケーションの共通するところ、異なるところが考えられる
- グループで意見を出し合うことで、看護におけるコミュニケーションで大切なことや特徴が発見できる
- あいさつ、ことば遣い、身だしなみが大切なことを再認識する!!

一般的な目標と違って、一段と噛み砕かれた具体的な表現になっています。ある意味、コミュニケーションが大切なことくらいサルでも知っていることです。それが「看護におけるコミュニケーションの大切さ」として、学生に具体的にどのように学ばれるのかが明確に表現されていることに皆さんは気づかれるでしょうか。

　こうして見てきたように、「ねがい」は学習者への期待や授業に臨むにあたっての授業者のスタンスを表しているのに対して、「目標」は授業をとおして学習者にどんなことが学ばれたり経験されたりするのか、具体的な内容を表したものなのです。「ねがい」と「目標」の違いについては、このくらいでいいでしょうかね。

「ねがい」をことばにしてみる大切さ！

　経験を積まれた先生であっても、「ねがい」を明確なかたちでことばに表すことができるかといえば、そうとも限りません。むしろ、授業を行ってみて、そこで起きていたことを振り返ってみたときに、初めて本人に明確なかたちで知られるということも少なくありません。また、自分ではわかっているつもりでも、振り返ってみたら、何をやりたかったのか実はよくわかっていなかったということがはっきりする、なんてこともありえます。

　いかがでしょう。こうしたことは、院内で教育に携わっている看護師の皆さんにもあてはまることかもしれませんね。

　多忙な日常のなかで、いつもいつも6つの構成要素による授業デザインに取り組む必要はないと思います。しかし、自分の「実現したい授業の方向」、すなわち「ねがい」を明確にして授業の場に臨むためには、臆せずあるがままに自分のことばで表してみることも時には大切なことなのです。

3-2 目標の具体化
～目標達成の呪縛を超えて～

◻ ひとくちに「目標」とはいうけれど…

　皆さんは、「目標」と聞いてどんなことを思い浮かべるでしょうか？　最近は小・中学校の先生たちの世界にも目標管理が浸透してきて、「目標」と聞いただけで憂鬱な気持ちになる人も少なくないようですが、それは看護学校や臨床の皆さんも同じかもしれませんね。ところが、自分が「目標」とやらで管理されるのは嫌でも、案外、学生やスタッフには「目標が大事！」と声高にいっている人もいるようです。

　では、授業の「目標」というのは、どのように考えたらよいのでしょうか。ひょっとすると、あらかじめ決められていて、カリキュラムやシラバスに記載されているのですから、いまさら何を考える必要があるのかと、いぶかしく思われる人もいるかもしれません。

　ここでは、6つの構成要素のなかの「目標」（図2）について、その「考え方」を詳しくお話ししたいと思います。

→ 授業に見通しを与える

　確かにカリキュラムやシラバスには、「授業の目的・ねらい」、あるいは学習者の「履修目標」が示されているでしょうが、それらはあくまでも大まかな表現にとどまっていることが多いと思います。

　もちろん、大まかだからといって意味がないわけではありません。これから自分が行う授業について、ある一定の見通しを与えてくれるものには違いないからです。

　ただ、実際に授業を考えたり、行ったりしていくうえでは、大まかな表現のままにしておくのではなく、より具体的な「目標」へとかみ砕いてみることも大切です。「目標」を具体化することで、これから自分がどんな授業をするのか、授業の見通しをよりいっそう明確にすることができるからです。

　ちなみに、ここでお話ししたような「大まかに」示された目標のことを「一般目標」と呼ぶことがあります。また、そうした一般目標をかみ砕いてより具

図2：授業デザインの６つの構成要素

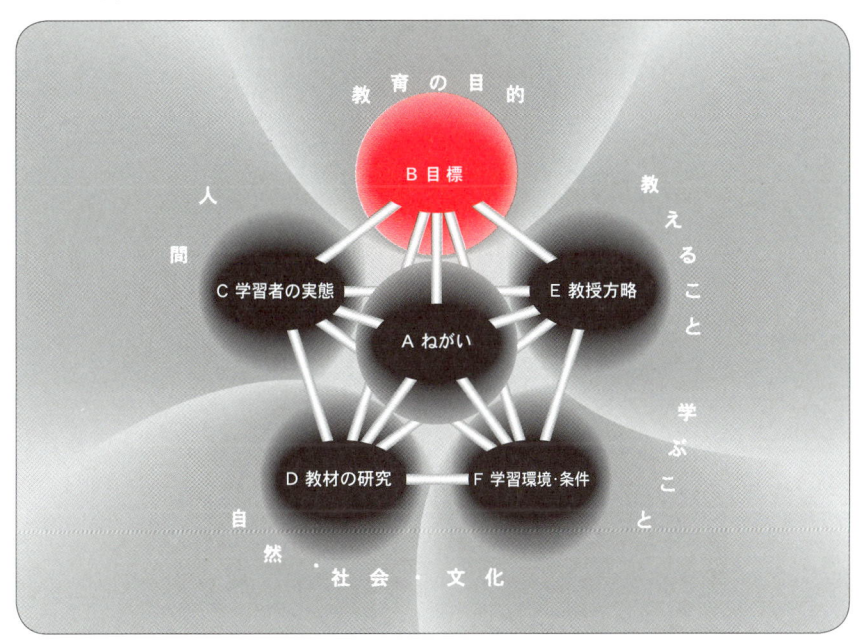

（図：中央に「A ねがい」、上に「B 目標」、周囲に「C 学習者の実態」「E 教授方略」「D 教材の研究」「F 学習環境・条件」、背景に「教育の目的」「教えること・学ぶこと」「自然・社会・文化」「人間」）

体的にしたものを「下位目標」、さらにその目標がどのような行動となって学習者に現れるのかを具体的に表現したものを「行動目標」と呼んだりします。

整理すると次のような感じです。

- 一般目標……大まかに示された目標
  ↓
- 下位目標……一般目標をかみ砕いてより具体的にしたもの
  ↓
- 行動目標……目標がどのような行動となって学習者に現れるのかを具体的に表現したもの

➡ 目標を具体化する

たとえば、第２章で紹介した授業デザインの例（p.34、図４参照）をもう一度見返してください。あれは「看護におけるコミュニケーション」の授業でしたが、仮に「看護におけるコミュニケーションの大切さが理解できる」とカリキュラムやシラバスなどに示されていたとしたら、それが「一般目標」にあたることになります。確かにこれを見れば、「そっかあ、私はコミュニケーショ

ンの授業をやればいいわけね」と、自分がこれから行う授業について大まかな見通しを得ることができるでしょう。

　しかし、これではあまりにも漠然としていて、どんなふうに授業をしたらよいか雲をつかむような話です。そこで、先生が具体的に考えられた目標が、6つの構成要素のなかには次のように示されていました。

- 看護におけるコミュニケーションで大切だと思うことをそれぞれが書いて表現することができる
- 日常のコミュニケーションと看護のコミュニケーションの共通するところ、異なるところが考えられる
- グループで意見を出し合うことで、看護におけるコミュニケーションで大切なことや特徴が発見できる
- あいさつ、ことば遣い、身だしなみが大切なことを再認識する!!

　どうでしょう。「看護におけるコミュニケーションの大切さが理解できる」という大まかだった目標が、実際に学ばれるとしたらどのような行動となって学習者に現れるのかが具体的に表現されています。つまり、これらがいってみれば「行動目標」にあたるわけです。

　このように一般目標をかみ砕いて具体化してみると、自分がどんな授業をする必要があるのか、そのためにはどんな準備がいるのかなど、より一段と授業の見通しがはっきりしてくるでしょう。

授業のまとまりと目標のつながり

　ただし、一般目標だの行動目標だのといったことば自体は、教育工学的な考え方から生まれたものですから、なんでもかんでも行動目標で表せるのかといった指摘もあります[*2]。また、先に示した先生の目標も厳密にいったら、「…書いて表現することができる」以外は、「…考えられる」「…発見できる」「…再認識する!!」ということが、実際に目に見える行動としてどのように現れるかまでを示しているわけではないので、「行動目標」とはいえないとおっしゃる方もいるかもしれません。

　まあ、それならそれでも私はこだわりません。行動目標に無理に表せなくても、向上目標とか体験目標[*3]といったほうがぴったりくるというのであれば、別にそれでもいいと思います（p.55、コラム参照）。

　そもそも、実際に日々授業を行っている先生方にとっては、その目標をどの

ように分類するかということよりも、自分がどのような授業を行うかの見通しを得るために、目標を具体化してみることのほうがずっと大事なことに思えるからです。むしろ実践的には、ここまでお話ししてきたことを踏まえたうえで、一連の授業のまとまりと各時間の目標との関連についても確認しておくほうがより大事なことでしょう。

　一連の授業のまとまりというのは、普段私たちが「単元」と呼んでいるものです。たとえば、先の「看護におけるコミュニケーション」の授業では、基礎看護学Ⅱ（看護技術の基礎）全30時間の内、16時間がここに充てられています。ですから、この16時間のまとまりを「単元」と見なせば、先に取り上げた一般目標の「看護におけるコミュニケーションの大切さが理解できる」が、そのままこの単元の目標、すなわち「単元目標」になるわけです。

　そして、単元のなかのそれぞれの時間で何を目標とするのかは、すでに一般目標をかみ砕いて具体化した目標があるわけですから、それらの順序を考えて各時間に割り当てれば、それがそのまま「本時目標」になるわけです。

　このことを整理すると次のようになります。

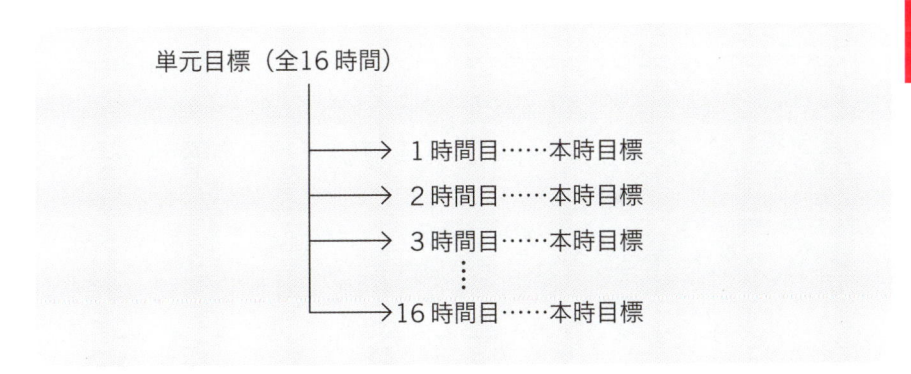

```
単元目標（全16時間）
         ├─→ 1時間目……本時目標
         ├─→ 2時間目……本時目標
         ├─→ 3時間目……本時目標
         ⋮
         └─→ 16時間目……本時目標
```

　いかがでしょう。もともと6つの構成要素は、単元を前提に授業デザインを考えるためのものですから、「目標」のところを考えるなかで、いわゆる一般目標をかみ砕いて具体化しておけば、「この時間では最低限これだけは！」と、それぞれの授業も考えやすくなるのです。

共に目指されるものとしての目標

　こうした、私たちに授業の見通しを与えてくれる「目標」というのは、授業をとおして学習者にどんなことが学ばれたり経験されたりするのか、具体的な「内容」を表したものになっているはずです。これまでお話ししてきたように、

「目標」はかみ砕かれ具体化されてこそ、授業をとおして学習者と授業者に、共に目指される意味があるといってもよいでしょう。

ところが、一般目標をかみ砕いて下位目標、行動目標へと具体化していくまではいいのですが、1時間の授業のなかに「本時目標」をどっさりと詰め込んでいる人に時折出会うことがあります。10個も20個も本時目標があったとしても、どっちみち授業のなかでたどり着けるのはせいぜい2つか3つでしょうから、目標をあまり細かくたくさん立てるのも考えものです。そもそも、授業の見通しを得るために目標をかみ砕いてきたはずなのに、多すぎて、学習者も授業者もどこを目指したらよいかわからなくなってしまうようでは、それこそ本末転倒ですからね。決して欲張らず、「この時間では最低限これだけは！」を肝に銘じておいたほうがいいかもしれません。

目標達成の呪縛を超えて

ここまで、目標が授業に見通しを与え、学習者と共に目指されるものだということをお話ししてきましたが、「変化」が前提の授業では、学習者とのかかわりのなかで、あらかじめ立てた目標が修正されたり、新たな目標が生まれたりすることもよくあることです。また、その時間で「本時目標」にたどり着けなかったとしても、一連の授業をとおして最終的に「単元目標」に近づくことができればいいわけですから、目の前の学習者の実態に即して目標を柔軟に修正したり、新たに生まれた目標をもとに次の授業ができたりするということは、むしろ学習者と共に授業を創るという意味では、とても大事なことなのです。

第2章-1を見返してみてください。そもそも、授業デザインの6つの構成要素を提案した藤岡完治が、この図にどのようなねがいを託したのか。その第一にあげられていたのが、「『目標達成という呪縛』からの解放」[*4]でした。

私たちが目標達成に縛られることで起きる、最も困ったことは、目の前の学習者が見えなくなってしまうということです。それは、授業を計画しているときだけでなく、授業のなかでも顕著に現れる現象ですから注意が必要です。

お互い授業のなかでは、あらかじめ立てた目標や計画に縛られず、柔軟に、ゆとりをもって学習者と臨機応変にかかわっていけるといいですよね。そのためにも授業デザインでは、自分の実現したい授業の方向、すなわち「ねがい」を明確にしておけるといいと思います。もし、授業のなかで迷うようなことがあったら、あらかじめ立てた目標や計画にしがみつくのではなく、「ねがい」に戻ればいいわけですからね。

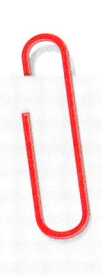

COLUMN
目標にはこんな種類もある

つい本文では、なんの前置きもなしに「行動目標」に表しにくい目標でも「向上目標」や「体験目標」なら表せそうなことをほのめかしてしまいました。そこで、参考までにここでは梶田叡一による目標の分類を紹介しておきたいと思います。

梶田は、目標をまず「期待目標」と「到達目標」の大きく２つに分類します[*5]。「期待目標」というのは、「人格の完成」というような理想に近いもので、「到達目標」というのは、"すべての学習者"に最低限ここまではという到達すべきところを具体的に示したものです。そして、この「到達目標」は、さらに次の３つに分類されます[*6]。

> 達成目標……知識や技能など、指導の成果として確実に身につけることが期待される。学習者自身によっても、授業者や第三者によっても、その到達がはっきりと確認できる。ちなみに、行動目標はここに含まれる。

> 向上目標……論理的思考力や社会性など、ある方向への向上や深まりが期待される。以前に比べてとか、人と比べてというように、個人内での比較や他者との比較によってしか把握しにくい包括的で総合的な高次の目標がこれにあたる。

> 体験目標……学習者に特定の変化を期待するのではなく、ふれあい・感動・発見など、内的な体験そのものが期待される。必ずしも体験に応じた変化が観察されるとは限らない。

こうした「到達目標」の考え方は、学力保障を理念に掲げる「到達度評価」の考え方と結びついたものですが、本文でもお話ししたように、なんでもかんでも行動目標で表せるのかといった指摘がある一方で、「何でも到達度評価にするのは無理」[*7]という指摘もあります。つまり、能力や態度が果たして到達目標の形になじむのか、そもそも誰もが同じ道筋で学習するわけではないのではないか、といった疑問が払拭しきれないということです。

まあ、この種の論争に深入りすると戻ってこられなくなりそうですから、このくらいにしておきましょう。６つの構成要素のなかの「目標」の考え方について、大事なことは私なりにすでにお話ししたつもりですから、何が本質なのかを忘れずに皆さんには授業デザインに取り組んでいただけたらと思います。

3-3 学習者の実態把握
～私たちは誰と授業をするのかな？～

◯ 学習者の実態を把握する方法

　「ねがい」や「目標」の考え方については、すでにお話ししたとおりですが、「目標」をどれほどかみ砕いて具体化したつもりでも、「学習者の実態」とズレてしまっていては意味がありません。また、「ねがい」がどれだけ明確にできたつもりでも、「学習者の実態」からかけ離れた「ねがい」であれば、それはただの身勝手な期待にすぎません。互いに関連し合ってこその6つの構成要素ですから、「目標」にしても「ねがい」にしても、自分の考えを深めていくには「学習者の実態」との関連を常に意識する必要があるということです。

　そこで、ここでは授業デザインの6つの構成要素のなかから「学習者の実態」（図3）のところを中心にお話ししたいと思います。

→ よくありがちな学習者の実態把握

　ちょっといきなりかもしれませんが、皆さんは、「そもそも自分は誰と授業をするのかな？」と問いかけられたら、どうお答えになりますか。

　「は〜っ?!　誰と授業をするって、学生に決まってるじゃない」「なんでそんなわかりきったことを聞くのよ?!」と思われたでしょうか。まあ、確かに学生には違いありませんね。でも、先のように問われたときに、自分の目の前にいる学生の顔が1人でも2人でも思い浮かんだでしょうか。

　このことは、臨床で教育に携わっている看護師の皆さんにも当てはまるかもしれませんね。「誰と授業をするって、今度の院内研修の対象は新人なんだから、そんなこと決まってるじゃない」。確かに…、けれどもそういいながら、いったい何人の研修対象者の顔を思い浮かべることができるのでしょうか。

　ひとくちに授業といっても、少人数のグループを相手に行う実習や個別の教育的なかかわりではそうでないのかもしれませんが、大勢を相手に行う講義や演習では、どうしても対象を十把一絡げに学生や新人などと考えてしまいがちでしょう。

　ですから、よくありがちな学習者の実態把握の仕方では、学生や新人の特徴

図３：授業デザインの６つの構成要素

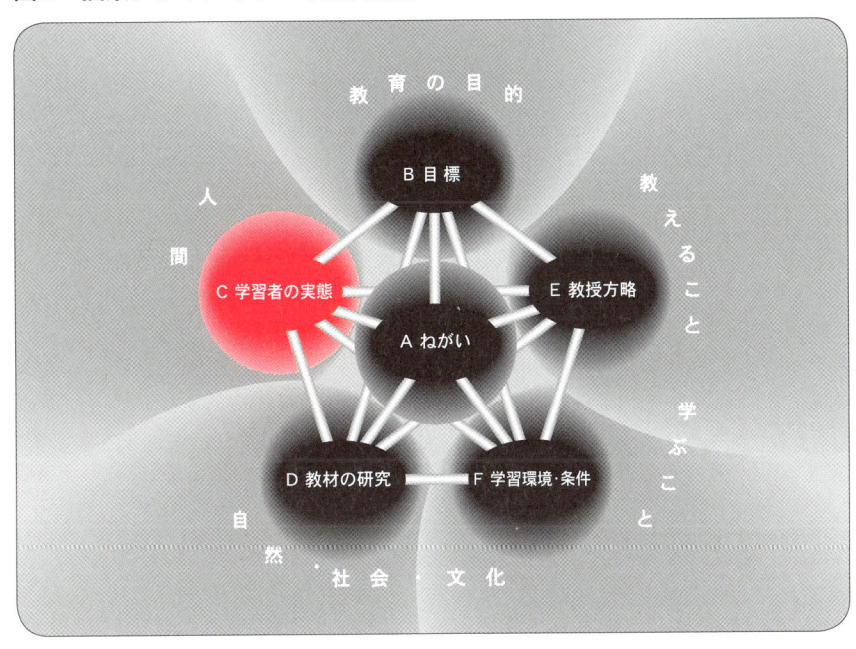

教育の目的
人間
B 目標
C 学習者の実態
A ねがい
E 教授方略
D 教材の研究
F 学習環境・条件
教えること・学ぶこと
自然・社会・文化

を知るために文献を紐解いて、自分が育った頃と今の環境や文化の違い、価値観の変化などを調べたり、これから行う授業に必要となる既習事項の確認のために進度表がチェックされたりするわけです。また、念入りに事前アンケートを行って学習者の知識や経験、興味・関心などが調べられることもあるでしょう。さらに最近では、そうした労力をかけなくても、研修会に足を運べば、現代の若者気質について手っ取り早く教えてもらうこともできるようです。

→ 簡単にわかった気になるまえに…

　もちろん、文献を紐解いたり研修会に参加したりして、現代社会に生きる若者の気質や傾向について理解を深めておくことは、教える人が備えておく教養としてはある一定の意味はあるのでしょうが、それらはあくまでも「一般的な」意味での学生像や新人像にすぎません。たとえば、よく「今どきの学生はメディアの影響を受けているので…」とか「今どきの学生はゆとり教育で育ってきているので…」などと「学習者の実態」のところに書いている先生がいますが、その意味では、自分の学生を見る見方自体もメディアの影響を受けてしまっているのは一緒かもしれないのです。

　また、「この学年のこの時期ならば…」と、既習事項の確認も大事なことですが、いくらこれから行う授業にとって必要なこととはいえ、学生は毎日山ほ

どいろんな授業を受けているわけですし、わかり方にも個人差があるわけですから、進度表をチェックしただけで「教わってるんだから、わかってるはずだ」と考えてしまうのには、かなり無理があります。このことは、「授業における経験の意味」として第1章-3でもお話ししましたから、これ以上繰り返さなくてもいいですかね。「教えたんだから、学んだはずだ」というのは、教える側の都合にすぎないということです。

むしろ、既習事項の確認は、あっちでもこっちでもやっている内容の重複を避けるという意味で、あるいは他でやってくれていると思い込んでいた内容を実は誰もやっていなかったということを避けるという意味で、より大事になってくるのだといえるでしょう。

事前アンケートという手も悪くはないと思いますが、本気でやろうとしたら、けっこう大変だと思います。質問紙の作り方によっては、こちらの都合のいい結果を誘導することにもなりかねませんし、結果の読み取りにしても、「うちの学生は考えることが苦手！」といった先入観をもっている先生と、そうでない先生とでは、おのずと解釈にも違いが出てくるでしょう。

このように考えると、新しい単元に入るたびにアンケートを行うというのは、あまり実践的ではないといってもよいでしょう。

今どきの学生なんかいない?!

ところで、そもそも「今どきの学生」なんて本当にいるのでしょうか。

十把一絡げに考えれば確かにみんな「今どきの学生」なのかもしれませんが、それこそ社会人を学生としてどんどん受け入れるようになってきているのが「今どきの看護学校」です。先生と同年代の学生や、先生よりもずっと年長の学生が何人もいる学校だっていくつもあります。

このように幅広い年齢層の、学歴も社会経験もそれぞれ異なる多様な学生を、十把一絡げに「今どきの学生」と括ってしまうのでは、あまりにも大雑把すぎるのではないでしょうか。それは、臨床でよく耳にする「今どきの新人」という言い方についても同じだと思います。

皆さんがこれまでに臨床で出会ってきた患者さんのことを思い出してみてください。そこでは、十把一絡げに患者を対象として考えていたのではなく、常に自分の目の前にいる患者さん一人ひとりの「個別性」を大切に考えて、看護を行っていたのではないでしょうか。このことは看護に限ったことではなく、授業を行うにしても全く同じです。

ですから、「学習者の実態」を把握するにあたっては、誰にでもあてはまりそうな「一般的な学習者」のことではなく、常に自分の目の前にいる学生や新人一人ひとりの「個別性」を大切に考えてほしいと思います。
　そういえば、アーネスティン・ウィーデンバックも次のようにいっています。

> 「看護婦が看護婦であるゆえんは、そもそも看護婦の援助を必要としている患者の存在があるからである。そこでまず、患者と知り合うことから始めなければならない。患者を理解し、患者の〈援助へのニード〉（need-for-help）を理解することによって、看護婦の役割や、患者ケアにおける看護婦の責務はおのずから明らかになってくるであろう」[*8]。

　このことばは、私たちが「学習者の実態」を把握することの大切さにそのまま通じることだと思います。学習者の実態把握の仕方はさまざまでしょうが、日々のかかわりのなかで学習者と知り合い、学習者一人ひとりの〈援助へのニード〉を理解していくことが、学習者の実態把握にとって実はとても大事なことになるのです。
　こうして考えてみると、「学習者の実態」を把握するには、日頃から次のようなことを心がけておくことも大切になってくるといえるでしょう。

- 普段の学習者とのかかわりやこれまでの授業のなかでの様子を想起する
- 知りたいことや気になることは直接学習者に聞いてみる
- 授業のなかで学習者に自分をたくさん表現してもらえるようなはたらきかけを工夫する
- 授業のなかでの学習者の様子（行動・発言・つぶやき・からだのあらわれ・あらわし）を観察する

　どこの学校にもどこの病院にも、手を焼く学生や新人が何人かはいるものです。そうした一部の学生や新人の指導に時間を取られ、へとへとになって、いきおい「今どきの学生は…」「今どきの新人は…」といいたくなってしまう気持ちもわからなくはありませんが、一人ひとり「個」に目を向けてみると、純粋に看護を学びたい、素敵な看護師を目指したいと頑張っている学生や新人がむしろ大半だと思います。一部の学生や新人を全体と錯覚するのではなく、「個」を見ることの大事さを忘れないでいたいものですね。

「全身で相手を感じ取る」ということ

　ところで、お話ししていて今思ったのですが、私もしょっちゅう授業をしている身ですから、これから自分がどんな人たちを相手に授業をするのかがわからないと、授業の準備もままならないということがよくあります。

　私の場合は、教員養成や定期的に通っているいくつかの学校や病院を除くと、圧倒的に単発の講演会や研修会に招かれることが多いので、学習者の実態も事前に主催者から情報を得る以外に把握する手立てはありません。そこで、授業の導入では、長めの自己紹介で反応を見たり、何か簡単なワークをしてもらって、その間、どんな方たちが参加されているのかを把握するように努めています。また、折々に発問したり、反応を確かめたりして、その様子で話を変えることもしょっちゅうです。そうして、初対面の人たちを相手に授業を始めて、少しだけ参加されている皆さんのことがわかりかけてきたところで、「それではこのへんで。皆さん、ごきげんよう！」となるわけです。授業のあとに皆さんから寄せられる感想によると、かなりゆったりと授業をしているように見えるそうですが、90分の授業でも皆さんを感じ取ろうと必死で、実はかなりへとへとになっています。

　先ほど、「学習者の実態」を把握するために日頃から心がけておくことの一つとして「観察」をあげましたが、この観察というのは、ただ学習者の様子を「よく見る」ということだけではなくて、「全身で相手を感じ取る」ということを意味しています。それが、私が授業のなかでよくいう「毛穴センサー」です。つまり、授業は互いに相手を感じながら動いている相互性の場ですから、授業者は毛穴センサーを全開にして授業に臨む必要があるわけです。

　もちろん、どんなに感じ取ろうとしても、とりわけ講義のような形ですと、相手が何かを表してくれないことにはなかなか感じ取るのは難しいものです。ですから、こちらから積極的にはたらきかけて、頭を動かしてもらったり、考えを表してもらったりすることが必要になってきます。日頃から心がけておくこととして、「授業のなかで学習者に自分をたくさん表現してもらえるようなはたらきかけを工夫する」ことをあげておいたのは、そのためです。

　初対面の人たちを相手に授業をすることが多い私とは違って、看護学校の先生方の場合は、普段から学習者と知り合うことができますね。しかも、授業をとおして学習者を理解していくなかで、学習者にとって今何が必要なのか、それこそウィーデンバックのいう「援助へのニード」がわかれば、それに応じて

目標や計画を修正して、次の授業で実践することだってできます。このことは、継続的に新人やスタッフの教育にかかわることができる臨床の皆さんにも通じることでしょう。そういう意味では、継続して学習者にかかわることができる皆さんは、私にしてみればちょっぴりうらやましい感じもしないではありません。ただ、こんなことをいっても、授業の日が近づいてくるたびに憂鬱な気持ちになるという先生にとっては、やっとの思いで授業を終えたとしても、また次も授業があるのかと思っただけでうんざりなのかもしれませんけどね。

とはいえ、憂鬱な気持ちで臨まれた授業を受ける学習者の気持ちにもなってみてください。こちらの思い方が目の前の「学習者の実態」を創り出すことにもつながっているのですから、本当に授業をよくしていこうと考えるのなら、何はともあれ自分自身が元気に生きいきと日々の授業に臨むことができるようになることが一番です。「全身で相手を感じ取る」ことが大事といっても、それを実行するには気力も体力も充分でないともちませんからね。

授業デザインには、「学習者の実態」として、授業に対する姿勢やレディネス、「教材」に対する興味や関心、これまでに学習者に経験されてきたことと今回の授業（単元）との関連などを把握しておくことが欠かせないのはもちろんですが、それは授業が始まったら終わりというわけではありません。授業のなかでは「全身で相手を感じ取る」ようにして、さらに授業が終わったあとには、学習者の様子を振り返って「学習者の実態」を把握し直すということを授業者は繰り返していくことになります。

つまり、「学習者の実態」把握は、私たちが学習者とかかわっていこうとするかぎり、ずっと続くものでもあるのです。

3-4 教材の研究
～内容がないようじゃ、ちょっとね～

☐ 「教材の研究」って、何をすることなのかな?!

　日頃から駄洒落をいうような大人になったらおしまいだと思いつつ、うかつにもこの項のサブタイトルを「内容がないようじゃ、ちょっとね」としてしまいましたが、「教材の研究」というのは、まさしく授業の「内容」にかかわることですから、とても大事になってきます。まして、自分の行う授業はほかでもない「看護の授業」なのですから、「看護の授業」として「内容」の吟味はおこたるわけにはいきません。

　ところが、そうした大事さがよくいわれるわりには、具体的に何をすることなのかというと、意外と漠然としてしまうところがあるようです。そこで、ここでは6つの構成要素のなかから「教材の研究」（図4）を取り上げて、その「考え方」を詳しくお話ししたいと思います。

→ 「教材研究」じゃなくて「教材の研究」?!

　まず最初に確認しておきたいのですが、皆さんは「教材研究」ということばは耳にしたことがあるでしょうか。看護教員養成講習会を受講した人はご存じだと思いますが、簡単にいってしまえば「あらかじめ授業で扱う教材について研究して、理解を深める」といったような意味でとらえられているのではないかと思います。まあ、これでは読んで字のごとくですから、初耳の人には説明になっていないじゃないかと思われるかもしれませんけどね。

　ちなみに、学校教育の世界では、ことのほか、この「教材研究」が重視されることが多いのですが、それは、授業が終わったあとの反省で、開口一番、「教材研究不足でした」という先生が大勢いることからも窺い知ることができます。ただ、そういうふうに反省している先生たちが、果たして「教材研究」をどのような意味でとらえているのかというと、案外、人によってまちまちだったり、あいまいなところも多かったりするように思います。

　なかには、授業に先立って教科書の内容を確認しておくことを教材研究だと思っている人もいるくらいですから、このような人は、なにも「教材研究不足

図４：授業デザインの６つの構成要素

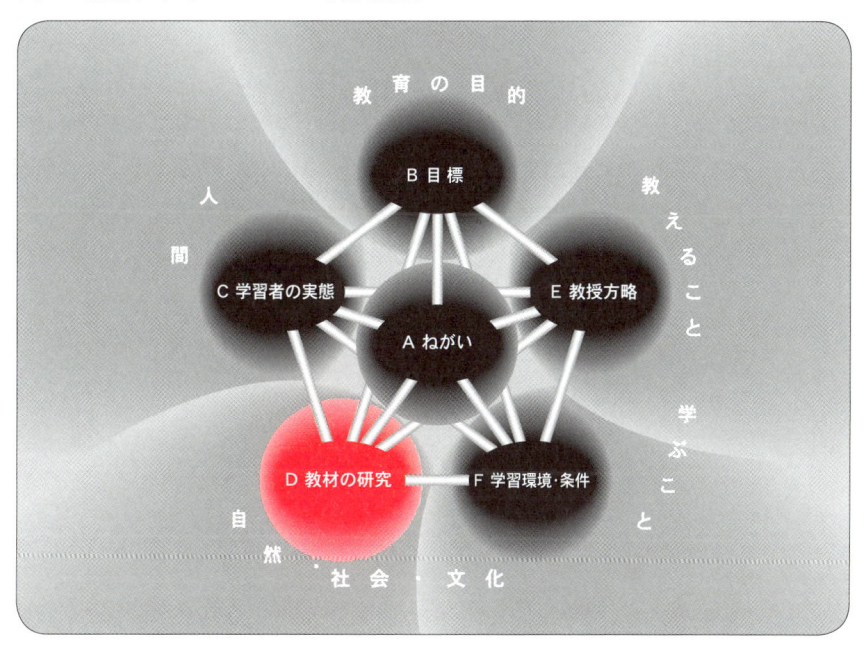

　でした」なんて大げさにいわないで、「準備不足でした」「サボってました」と反省すればいいだけではないかと思ってしまいます。

　しかも、「教材研究」だけでなく「教材」そのもののとらえ方自体、教育研究者の数だけいろいろな考え方がある（？）といってもよいくらいですから、深入りすると迷路に迷い込む可能性もあってやっかいです。

　たとえば、藤岡は「教師と教材の関係」をどうみるかについて、「教材づくり論」と「教材解釈論」の２つの考え方を紹介しています[*9]。

- 教材づくり論……誰が使っても一定の成果があげられるような教材の製作・開発が重要
  授業にとって大切なのは教材の質
- 教材解釈論………教師の個性的な解釈を経てはじめて教材になる
  授業にとって大切なのは教師の教材解釈

　こうしてみただけでも、「教材づくり論」と「教材解釈論」では180度違いますね。「教材づくり論」では、あくまでも「教材」が主ですから、教材解釈論のように教師の主観によって教材の価値が変わるようなことは認められません。授業者というよりは、むしろ教材の開発を仕事にする人たちに典型的な考

え方だといってもよいでしょう。

一方、「教材解釈論」では、教師の主体性が重んじられるわけですから、「教材」との対決をとおしてその教師のもっている看護観や授業観、文化観・自然観・人間観が問われることになります。藤岡のことばを借りれば、「『教材解釈』は本質的には教師の『学習』であり、教師にとっての『意味』、学習者にとっての『意味』の探求なのです」[*10]。もちろん、藤岡が重視していたのは、こちらの「教材解釈論」のほうです。

いかがでしょう。「教材研究」の漠然とした受け止められ方や、「教材」についての両極端の考え方を紹介してきましたが、ここでもう一度、図4の6つの構成要素を見てください。

実は授業デザインの6つの構成要素では、「教材研究」ではなく「教材の研究」となっています。藤岡は、教材と研究の間に「の」を入れることで、こうしたちまたの教材研究とちょっぴり差をつけたかったのだと思います。

授業が「調べ学習」の発表会に見えるわけ

「の」を入れるか入れないかなんて、よそ様にしてみればどうでもよいことかもしれませんが、図5は、「教材の研究」とは何をすることなのかを私なりに図に表してみたものです。

ひょっとすると、多くの先生方がこれまで考えてきた「教材研究」というのは、この図でいうと、下から2番目の（d）の部分ではないかと思います。もちろん、授業を行う以上は、学習者に嘘を教えるわけにはいきませんし、自分の知識の確認も含めて、教科書や資料、文献などを"調べて"、「この授業で扱うテーマ・内容・素材についての理解（学習）」を充分に深めておくことも大切です。けれども、そこから一足飛びに（b）授業実施の準備のところに移って、さらに（a）授業を行うだけなら、授業は形骸化した調べ学習の発表会のように見えてしまいます。

「調べ学習」というのは、"調べて・まとめて・発表する"という3つの段階からなる学習形態のことです。小学校や中学校では、社会科や理科などの教科学習だけでなく、総合的学習の時間でも行われることが多いのですが、ややもすると"調べて・まとめて・発表する"という3つの段階が形だけのものになりがちです。何のために、なぜ調べるのかといった"問い"が充分に子どもたちのなかに生まれる前に、教師から課題やテーマが与えられてしまうことが多いためでしょう。問題意識が充分でない子どもにとっては、調べることよりもプレゼンテーションツールを駆使したまとめの活動や、内容よりも発表の仕方

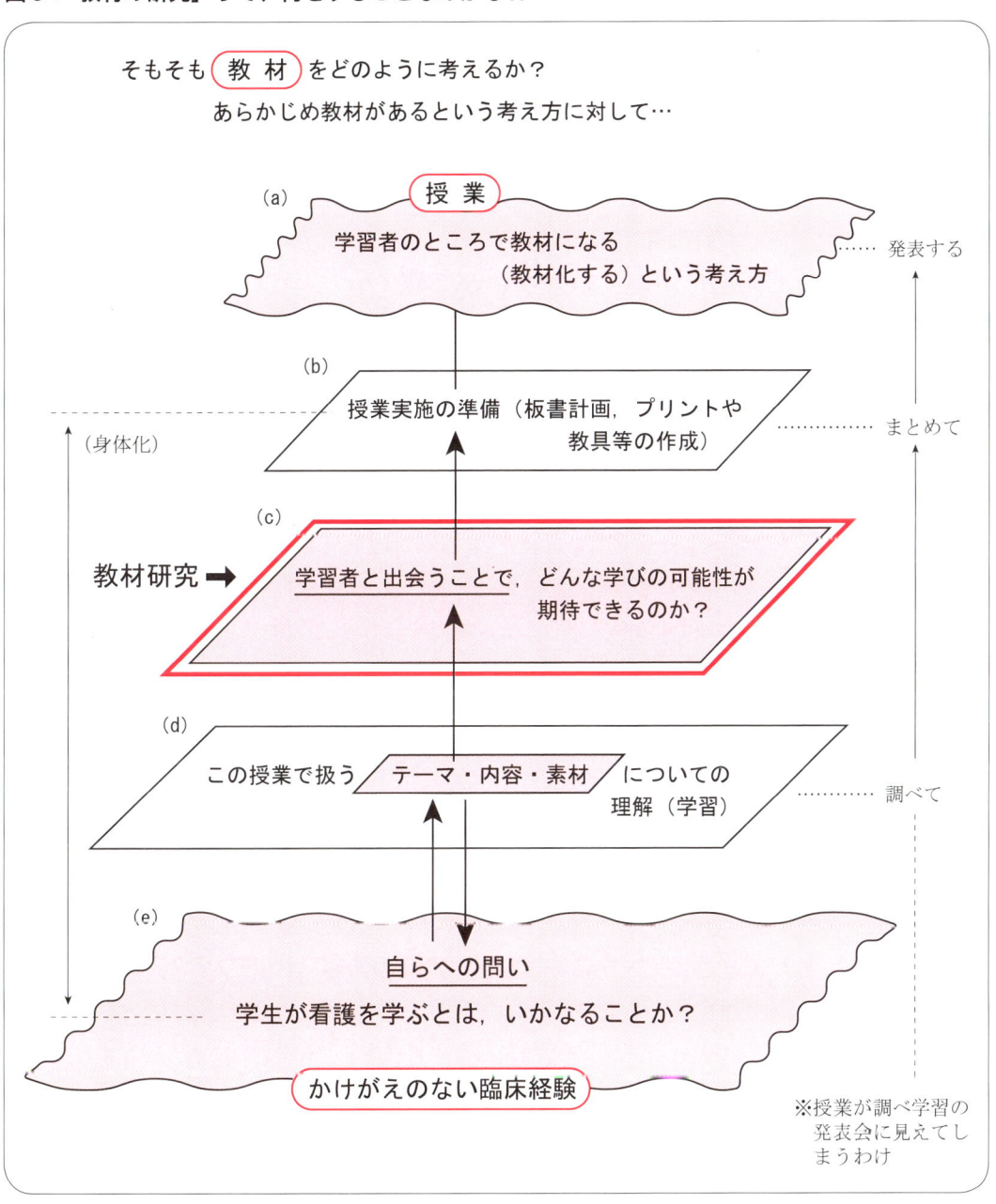

図5：「教材の研究」って、何をすることなのかな?!

そもそも 教材 をどのように考えるか？
あらかじめ教材があるという考え方に対して…

(a) 授業
学習者のところで教材になる
（教材化する）という考え方 …… 発表する

(b) 授業実施の準備（板書計画，プリントや教具等の作成） …… まとめて

（身体化）

(c) 教材研究 → 学習者と出会うことで，どんな学びの可能性が期待できるのか？

(d) この授業で扱う テーマ・内容・素材 についての理解（学習） …… 調べて

(e) 自らへの問い
学生が看護を学ぶとは，いかなることか？

かけがえのない臨床経験

※授業が調べ学習の発表会に見えてしまうわけ

に動機づけられてしまうのも仕方のないことかもしれません。

　この意味で、先生方も自分のなかに"問い"がないまま、授業に必要な中身を調べただけで教材研究をしたつもりになって、まとめ方や発表の仕方にこだわっているようでは、子どもたちと大差ありませんね。

また、看護を経験されてきた皆さんの場合は、調べ始めると、「あれはそういうことだったんだ」とか「えー、そういうこともあるんだ」などといったように、いろんなことがわかってくるのが、どんどんおもしろくなっていくということがよくあるものです。けれども、その結果、「あれも伝えたい」「これも教えたい」と、内容が膨れ上がってしまい、時間が足りないと嘆くことになるわけです。

➡ 学習者にとっての「学び」を考える

　どうでしょう。このようなことは、皆さんにも心当たりがあるのではないでしょうか。

　授業が形骸化した調べ学習の発表会のように見えてしまうのは、図のなかの（c）や（e）のところが抜けてしまっているからですね。

　そもそも、"調べて"いておもしろいなと感じられるのは、自分自身に看護の経験があるからだと思います。調べたことが自分の経験と結びついたり、あいまいだったことがはっきりしたり、わかった気になっていたこと以上のことが知れたりするからおもしろいのです。

　しかし、まだ看護の経験が浅い（ほとんどない）学習者に対して、そのおもしろさを自分と同じように感じてほしいと願うのは、かなり無茶な話です。

　ですから、（d）に示した「この授業で扱うテーマ・内容・素材についての理解（学習）」をおろそかにすることはできませんが、（c）のところに示してあるように、この授業で扱うテーマ・内容・素材が「学習者と出会うことで、どんな学びの可能性が期待できるのか？」を、あらかじめ充分に吟味しておくことが大切になってきます。あえて「教材研究」ということばを使うなら、（d）ではなく、この（c）のところが教材研究なのです。

　自分の安心や満足のための調べ学習に終始するのではなく、そのテーマ・内容・素材は、授業のなかで学習者にどのように経験されるのか、どんな学びのひろがり・深まりが予想できるのか、果たして学習者の真剣な追究に応えられるだけの幅と奥行きを備えているのかなど、学習者にとっての「学び」を考えるのが教材研究だといってもよいでしょう。

➡ 授業を「看護の授業」にするために

　いくらこちらがおもしろいから、大事なことだからといって、内容をてんこ盛りにしたところで、どっちみち学習者の頭には入りきりません。1回の授業のなかに10個も20個も大事なことがあったら、学習者にとってはどれも大

事じゃないのと一緒でしょう。まして、授業のなかで、基礎看護学とか成人看護学といったタイトルが付いたテキストを開いて、書かれていることをはじからなぞってみても、それがそのまま「看護の授業」になるわけではありません。

　授業を単なる調べ学習の発表会にしてしまうのではなく、「看護の授業」にするためには、たとえるならば、大きな木の枝葉ばかりに注目するのではなく、何が太い幹になるのかをしっかりとつかんでおくことが大切です。

　この意味で、きわめて重要になるのが、図のなかの（e）のところです。そこには、皆さんお一人おひとりの「かけがえのない臨床経験」を背景に「自らへの問い」が生まれ、この授業で扱うテーマ・内容・素材についての吟味がなされている様子を表してあります。もちろん、ここでいう「かけがえのない臨床経験」とは、そのテーマや内容について、自分がやったことがあるとか、やったことがないといった意味ではありません。仮に、自分が経験したことのないテーマや内容であったとしても、自分自身が臨床経験をとおしてつかみとってきた看護に照らして吟味がなされるということです。

　すでにお話ししたように、調べ学習が形だけのものになってしまうのは、自分のなかに"問い"が生まれていないためでした。ですから、「看護の授業」として何が太い幹になるのかをつかむには、この授業で扱うテーマ・内容・素材が、果たして学ぶに値する・教えるに値する意味のある内容なのか、そもそも「学生が看護を学ぶとは、いかなることか？」といった「自らへの問い」をもつことが不可欠なのです。このことは、学生を新人や後輩に読み換えてもらえれば、臨床で教育に携わっている看護師の皆さんにとっても共通だと思います。このような「自らへの問い」との責任ある応答が、授業を単なる知識・技術の伝達ではなく、「看護の授業」へと変えるのです。

教材の研究が「身体化」されるということ

　ところで、図のなかの（b）から（e）までというのは、経験を積んだ教師には、しばしば身体化されているものです。

　たとえば、（b）授業実施の準備のところで、プリントをつくったり、資料や教具を準備している最中に、頭のなかでは（c）から（e）までが「あーでもない、こーでもない」と同時に行われていることもあるでしょう。

　また、新聞やテレビを見ていて「あ、このニュースは次の授業で使えるな」とか、買い物をしていても「これを〇〇に見立てればイメージしやすいかな」とか、教材研究が当たり前のように生活の一部になっている先生もいます。

　ですから、6つの構成要素のなかの「教材の研究」というのは、このような

教師に身体化された営みを意識的に行ってみることだといってもよいでしょう。

そういえば、第2章-3で「教材の研究のところには、これまで教材について調べてきたことを全部書くんですか。この欄には収まりきれないんですけど」といった質問があることを紹介しましたが、読者の皆さんはもうおわかりでしょう。それは（d）の部分についての質問だったわけです。確かに（d）にまつわることをはじめから書き出していったら用紙が何枚あっても足りませんね。むしろ、図5全体を「教材の研究」ととらえて、とりわけ、（c）や（e）を中心に考えることが大切だということなのです。

学習者のところで「教材になる」ということ

せっかく図5を使ってお話ししてきたので、ここで、この図の前提になっている「教材」自体の考え方についても触れておきたいと思います。

ここでは、よくあるように、この教材を使えばこんなことが学べるとか、この教材にはこんな価値が備わっているといったように、あらかじめ教材があるという考え方に対して、（a）授業をとおして「学習者のところで教材になる（教材化する）という考え方」をしています。

失礼しました。いきなりそんなふうにいわれてもピンとこないかもしれませんね。たとえば、次のような例はどうでしょうか。以前、私が立ち会ったある看護学校の基礎看護学の講義でのことです。

テーマは「与薬と看護」です。前半は5つのRだとか、ダブルチェックだとか、わりとスタンダードな説明が淡々と続くものですから、教室全体はなんとなくどんよりした感じで、なかには眠気をこらえて必死につきあってくれている学生の姿もありました。後半になってようやく説明が一区切りすると先生は、「では、隣の席の人とペアになって実際に与薬をしてみましょう」といって、やおら薬袋と処方箋を全員に配り始めました。すると、先ほどまでだるそうにしていた学生たちから「わーっ！」「すごーい！」と歓声があがりました。薬袋は一人一つずつ、本物そっくりに先生が手作りしたものです。しかも薬袋のなかには、カラーコピーされた錠剤やカプセルが数種類入っています。手にしただけでもう学生はワクワクです。

ところが、少しすると何人かの学生がぶつぶついいだしました。そのうち教室中がざわざわしだし、ある学生が大きな声で「これでは患者さんにあげられません！」といいました。どうやら薬袋のなかの薬の数が指示と異なっていたり、コピーの加減で薬の判別が難しかったり、なかにはカプセルの端が切れて

しまっているものもあったようです。また、よく見ると処方箋に書いてある指示と薬袋に書いてある指示も微妙に異なっています。確かに学生がいうように「これでは患者さんにあげられません！」。その声を耳にした先生も「すばらしい！」と嬉しそうにことばを返していました。

いかがでしょう。学習者のところで「教材になる」とは、どのようなことなのかイメージしていただけたでしょうか。

おそらく夜遅くまで頑張って一つひとつ先生が手作りしたのでしょう。学生の手に渡った薬袋は大いに学生の関心を引くものであったことは間違いありませんが、この時点で授業のなかに登場した薬袋や処方箋は、まだ「素材」にすぎず「教材」とは呼べません。それが、学生の気づきを生み、患者に与えることはできないという判断を導き出すという一連の経験を学生にもたらした時点で、初めて「教材」になったのだといえるでしょう。

つまり、この例に見たような薬袋や処方箋だけでなく、テキストにしろ何にしろ、それらはあくまでも「素材」にすぎないのであって、授業のなかで学習者と出会い、学習者の学びにつながってこそ、初めて「教材」になるということなのです。ですから、「教材の研究」とは、最終的に学習者のところで教材になるか／ならないか、そこに向けてなされるものだといってもよいでしょう。

「教材の研究」をとおして生まれるもの

ここまで、絨毯を5枚重ねたような図5を使って「教材の研究」とは何をすることなのかについて詳しくお話ししてきました。

でも、次頁の図6は、これまでの図5とは少し変えてあります。えっ、どこが変わったのと思われた方は、もう一度図5と比べてみてください。「身体化」だとか「調べ学習」云々といった左右の説明を消して、さっぱりさせた代わりに、絨毯と絨毯の間に、いくつか吹き出しを加えてあります。吹き出しのなかは、「教材の研究」以外の構成要素です。

つまり、「教材の研究」をとおして生まれるものや他の構成要素との関連を表してみたのが、図6なのです。

これまでも繰り返しお話ししてきたように、6つの構成要素は、どこから考え始めてもかまわないわけですし、考えの途中で別のところに飛んでもいいわけです。ですから、自分がやりやすいなら「教材の研究」から始めていったとしても、図6で表したように、たとえば、（d）のところで、「この授業で扱うテーマ・内容・素材についての理解（学習）」を深めていくなかでは、否が応

図6：「教材の研究」をとおして生まれるもの

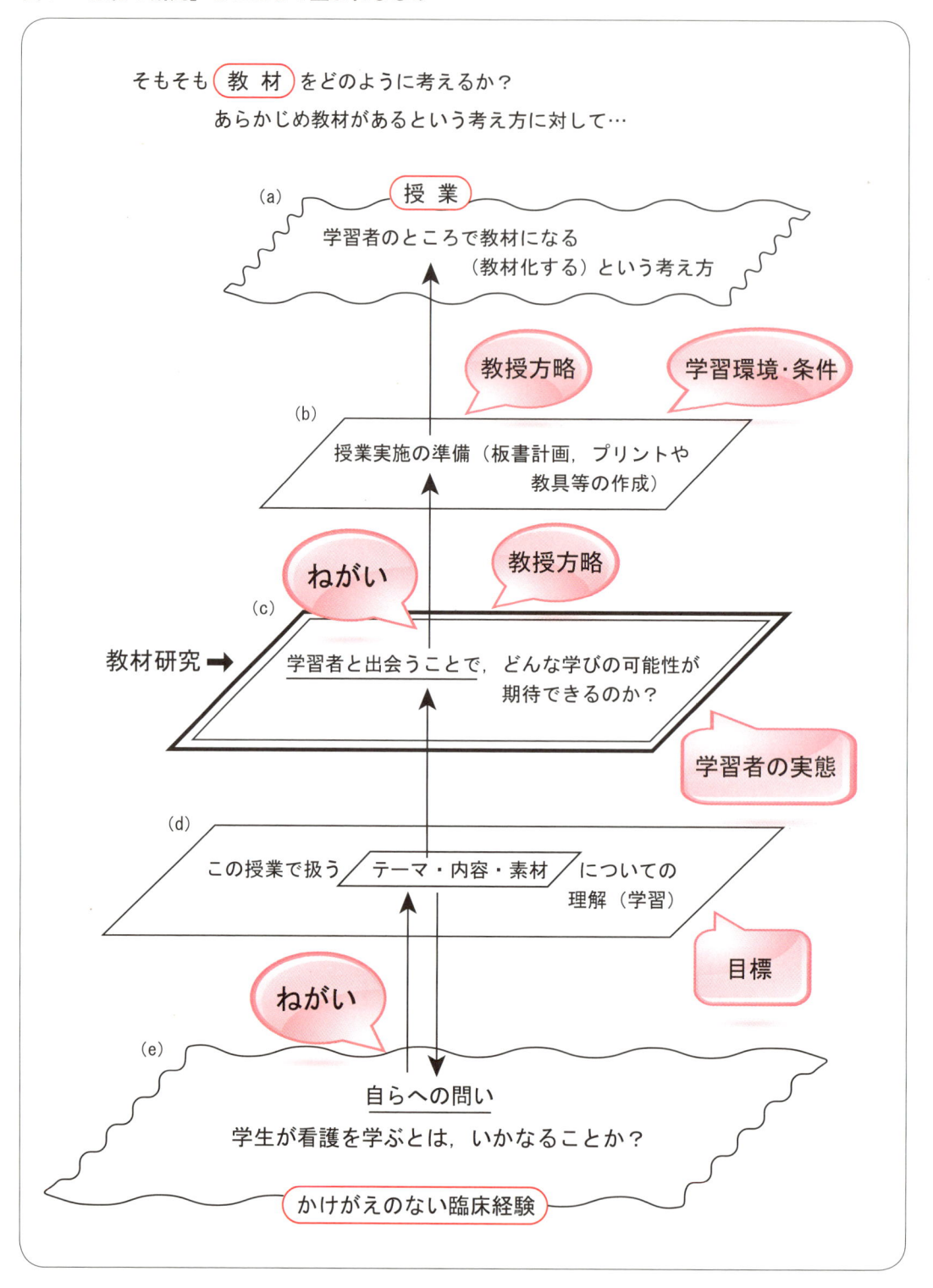

そもそも 教材 をどのように考えるか？
あらかじめ教材があるという考え方に対して…

(a) 授業
学習者のところで教材になる
（教材化する）という考え方

教授方略　学習環境・条件

(b) 授業実施の準備（板書計画，プリントや教具等の作成）

ねがい　教授方略

教材研究 → (c) 学習者と出会うことで，どんな学びの可能性が期待できるのか？

学習者の実態

(d) この授業で扱う テーマ・内容・素材 についての理解（学習）

目標

ねがい

(e) 自らへの問い
学生が看護を学ぶとは，いかなることか？

かけがえのない臨床経験

第3章　授業デザインを深めるために

でも「目標」が意識されることになるでしょうし、(c) のところで、この授業で扱うテーマ・内容・素材が「学習者と出会うことで、どんな学びの可能性が期待できるのか？」を考えるには、どうしたって自分の目の前の「学習者の実態」を考慮する必要がでてくるでしょう。

　また、(b) で「授業実施の準備」をしている最中や、(c) を考えていくなかで、これはという「教授方略」を思いついたり、新たに必要になりそうな「学習環境・条件」が思い浮かんだりすることもあると思います。さらに、(c) のところで、学習者の学びをあーでもない、こーでもないと考えていくなかで、あるいは (e) のところで、「自らへの問い」と応答を繰り返すなかで、自分が大切にしていきたい「ねがい」が生まれてくることもあるでしょう。

　もちろん、吹き出しの位置は人によってさまざまかもしれませんが、6 つの構成要素による授業デザインは、このように「教材の研究」から始めていったとしても、おのずから他の構成要素ともつながってくるものなのです。こうして、「教材の研究」をとおして生まれた「ねがい」や「教授方略」、「学習環境・条件」などについても、相互に、あるいは他の構成要素との間で関連を検討して、行きつ戻りつしながら全体として整合性を図っていくようにすればいいわけですね。

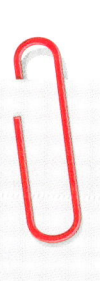

COLUMN
テーマ・内容・素材についての理解を深めるために

　そうだ、いい忘れるところでしたが、第 2 章-2 では「6 つの構成要素それぞれを明確にする」際に、「6 つの構成要素の背景に示されていることばと、それぞれの要素とのつながりも意識して考えてみる」(p.33) ことをお話ししました。

　図 4 (p.63) をもう一度見返してみてください。「教材の研究」の背景にある「自然・社会・文化」とのつながりについては、とりわけ、図 6 の (d) のところで、「この授業で扱うテーマ・内容・素材についての理解（学習）」を深めていくためには、避けて通ることのできない大事なことになってきます。

　ただ単に「あらかじめカリキュラムで決まっているから」とか、「テキストに載っているから」といった単純な理由からではなく、この授業で扱うテーマ・内容・素材を、いったんそれが生まれてきた背景や文脈、つまり「自然・社会・文化」に戻して、授業者にとっての意味や、学習者にとっての意味を問い直してみることも欠かせないということです。それが、おのずと (c) や (e) を考えるときにも結びついてくるわけですし、そうでないと、教える人としての「調べ学習」も薄っぺらいものになってしまうわけですね。

3-5 教授方略の検討
～授業にするためにはどんな手立てが必要かな？～

◻ 「教授方略」が必要になるわけ

　ここで取り上げる、6つの構成要素のなかの「教授方略」（図7）というのは、教材を具体的にどのように扱うか、学習者の実態を踏まえたうえでどのような方法や手立てを用意するか、また、どのような方法で具体的に授業を展開するかなど、授業に臨むにあたっての基本方針を立てるということです。

　ある意味、「教授方略」というのは、授業の方法のことだと考えていただいても差し支えありませんが、ひとくちに方法といっても、これまでに知られているものだけでも数え切れないほどの選択肢があると思います。

　たとえば、ごく身近なところでざっくりいえば、講義にするか、演習にするか、実習にするかといった選択もあるでしょうし、一斉学習、グループ学習、個別学習といった選択もあるでしょう。また、ひとくちにグループ学習といっても具体的にどのようにするのかといったら、ロールプレイングやディベート、グループディスカッションなど、さまざまなグループワークのかたちが考えられます。講義だって、黒板とチョーク1本で勝負するのもありですし、同じものを見せるにしても、学生の机の間を練り歩くようにして見せるのと、模造紙に大きく書いて貼り出すのと、スライドでパッと示すのではそれぞれ印象も違ってくるでしょう。さらに、本屋さんや図書館に行けば、ポートフォリオだの、ラベルワークだの、PBLだの、チュートリアルだの、ハウツー本が山のよう並んでいるでしょうし、このほかにも、フィジカルアセスメントだとか、看護過程だとか、教える内容ごとにその教え方自体を指南する本までありますから、それこそ方法の選択肢は無限にあるといってもよいでしょう。

　ですから、「教授方略」つまり授業に臨むにあたっての基本方針が不確かなままだと、方法の大海で溺れてしまいかねないということですね。そういう意味で皆さんには、教材（前項に倣えば「素材」といったほうがしっくりくるかもしれません）を具体的にどのように扱うかとか、学習者の実態はどんな感じなのかといったことを踏まえたうえで、「自分の実現したい授業」をどんな方法や手立てで具体的に「授業にするのか」をしっかり問うてほしいと思います。

図7：授業デザインの6つの構成要素

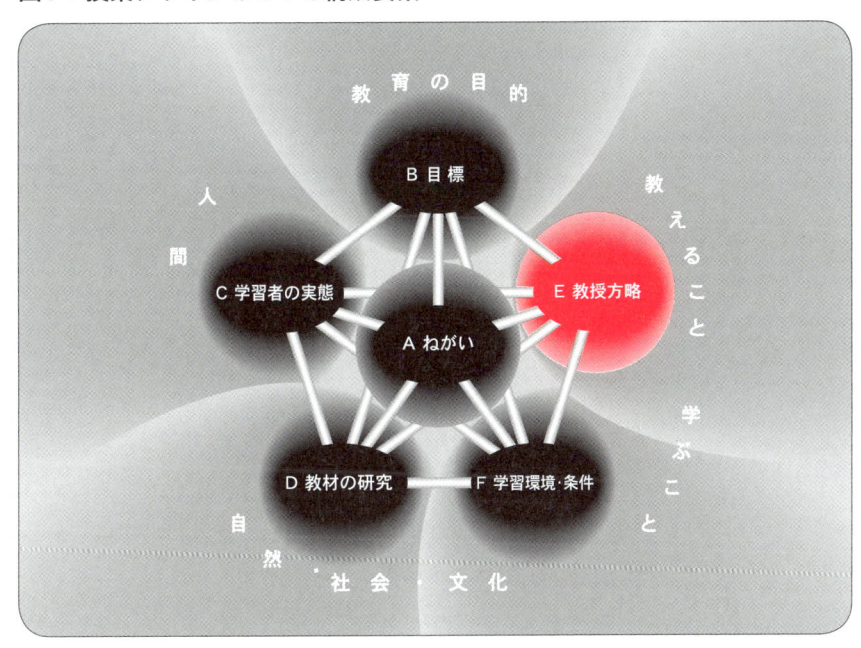

方法の井の中の蛙?!

　とはいえ、実際に看護学校で行われている授業を思い浮かべてみると、選択肢が無限にあるというよりは、思いのほか授業のやり方がパターン化しているようにも感じてしまいます。

　たとえば、講義で最もポピュラーなのが穴埋めプリントを先生の話を聞きながら埋めていくタイプだと思います。それと、最近の流行は、スライドをパッパカめくりながら話を進めていくタイプではないでしょうか。ちなみに、これは院内研修やいろいろなところで行われている研修会のほうがずっと盛んかもしれませんね。では、演習のやり方はどうでしょう。デモンストレーションに始まり、その後グループに分かれて実際にやってみるというのが、多くの学校でパターンになっているのではないかと思います。

　自分もそういうふうに習ったから、流行だから、この学校ではずっとそうしてきたから、他にどんなやり方があるか知らないから…。なぜだか理由はよくわかりませんが、これでは方法の大海で溺れる心配はなくても、方法の井の中の蛙になってしまいかねません。そう考えると、「自分の実現したい授業」を創り出していくためには、自分なりのオリジナルの方法や手立てが用意できれ

教授方略の検討　73

ばそれに越したことはありませんが、難しければ、山のようにある方法や手立てのなかからどれを選ぶのか、あるいは、どれとどれを組み合わせるのかを検討しておくことが不可欠になってきます。どんなに「ねがい」や「目標」が明確になっていたとしても、実際にどうやってするのか、方法や手立てがはっきりしていなければ、授業のなかで立ち往生してしまいますからね。

方法の大海に漕ぎ出してみよう！

　そこで、私たちにはどんな選択肢があるのか、皆さんにとって身近な講義・演習・実習に絞って、私なりに整理してみたのが表１です。

　ここでは、授業を「学習空間」や「学習形態」と、そこで用いられる「授業方法・学習方法」や「教育機器・教具」、そして「教師の表現力」といった観点から分類してあります。もちろん、実際の授業はこれらの組み合わせによって成り立っていますから、必ずしもきれいには分けられないと思います。

　たとえば、授業中によく行われる「机間巡視」（あるいは「机間指導」ともいう）は、ひとまず「講義」の「一斉学習」のところに入れておきましたが、「グループ学習」や「個別学習」の最中もそうですし、「講義」だけでなく「演習」のなかでもしょっちゅう行われている授業方法の一つだと思います。その意味では、「説明」「発問」「演示」「問答」など、「講義」のなかで用いられる代表的な授業方法も、「演習」や「実習」のなかでも折々に行われているはずだと思います。

　ちなみに、「講義」「演習」「実習」のすべてに深くかかわっていて分けられないものとして、あえて「教師の表現力」の欄をつくっておいたのは、私のちょっとしたこだわりです。授業はあくまでも授業者と学習者のかかわりによって生まれるものですから、どのような方法を選択したとしても、授業者の「表情」や「身振り」「手振り」、「姿勢」や「話し方」「声のトーン」などによって、学習者の感じ方や受け取り方にも大きな違いが出てくると思います。

　ちょっとした「表情」や「身振り」が学習者を励ましたり、その気にさせたりすることもあるでしょうし、「話し方」や「声のトーン」が、学習者の心に響く「説明」や思考をゆさぶる「発問」を可能にすることもあるでしょう。また、自分の思ったことや考えたことを自由に安心して発言できる雰囲気を学習者が感じ取るのも、ことのほか授業者の表現によるところが大きいのです。

　とはいえ、いくら「教師の表現力」が大事だからといっても、うわべだけのわざとらしい表現では学習者に見透かされてしまうでしょう。ですから、あく

表1:方法の選択肢

学習空間	学習形態		授業方法・学習方法	教育機器・教具	教師の表現力
学内	講義	一斉学習	説明 発問 演示 問答 板書 机間巡視	黒板・ホワイトボード VTR スライド 実物投影機 パソコン テープ・CD 映画 シミュレーター 模型・モデル人形 模擬患者	表情 身振り 手振り 姿勢 立ち居振る舞い 話し方 声のトーン 間 身だしなみ
			印刷物・資料	テキスト・参考図書 レジュメ・プリント ペイパーペイシェント 図表 ワークシート	
		グループ学習	話し合い 分かち合い ペア学習 ゲーム ロールプレイング ディベート グループディスカッション ブレーンストーミング ジグソー学習 発表会	黒板・ホワイトボード 模造紙 プリント 実物投影機 スライド パソコン	
		個別学習	課題解決・問題解決 練習 ノート	テキスト・参考図書 ワークシート プリント インターネット	
	演習	一斉学習	デモンストレーション	黒板・ホワイトボード VTR スライド シミュレーター 模型・モデル人形 模擬患者 ベッド 医療機器 リネン類 診療材料など	
		グループ学習	話し合い 分かち合い 技術演習 多重課題演習 実験・観察 ロールプレイング グループディスカッション		
		個別学習	計画・実施・評価 体験 練習		
臨地	実習	見学	オリエンテーション 施設説明 施設見学	VTR スライド レジュメ・プリント	
		体験学習	体験 分かち合い カンファレンス		
		実習	オリエンテーション 見学 計画・実施・評価 記録 事例検討会・事例発表 カンファレンス 面接		

までも自分自身の内側から自然と出てくる表現こそが、授業に命を吹き込むことにつながることを忘れないでおいてくださいね。

読者の皆さんのなかには、きっと、「どうしてあれは入っていないんだろう？」「これはこっちに入るんじゃないかな？」と思われる方もいらっしゃるかもしれません。しかし、代表的な「授業方法・学習方法」や「教育機器・教具」を、それがよく用いられていそうな「学習形態」のところに分類してみただけでも、これだけ選択肢があるわけです。方法の大海の隅々までを紹介することはできませんが、自分がこれからどんな授業をしようとするのかを考える参考にしていただければと思います。

学習の過程を支える授業者のはたらきかけ

ひとくちに講義といっても、授業はプレゼンテーションとは違いますから、ただスライドをめくってしゃべっていれば済むわけではありません。また、話すことを一字一句台本のように書いておいて、それを読み上げている人もたまに見かけますが、それなら学習者に配って読んでもらっても同じでしょう。

講義は、教育が意識的に行われるようになって以来の長い歴史をもつとともに、今日でもきわめてポピュラーな授業の方法だと思います。けれども、一方的な説明になりがちだとか、個々の学習者に対応しきれないだとか、欠点の指摘が後を絶たないのは残念なことです。

たとえば、ロバート・M・ガニエという人は、学習の過程を支える授業者のはたらきかけを表2のように、9つの「教授事象」[*11]として整理しています（それぞれに付けた解説は筆者）。

いかがでしょう。これは講義に限ったことではありませんが、こうしてみると皆さんも授業のなかですでにやられているものがあるかもしれませんし、子どもの頃からこれまでに自分の習った先生がしていたものも少なくないのではないでしょうか。たとえば、「1．注意の獲得」のように、これから学習する内容について、どうやって学習者に興味・関心をもってもらうのかというのは、多くの先生方が苦心するところでしょう。どんなにこちらが大事だと思っていることでも、学習者にとって興味・関心のないところではなかなか学んではもらえないわけですからね。

ちなみに、ガニエは、授業やカリキュラムをつくりだす原理をシステムとして考えようとした人ですから、表2に示された1〜9の順序は、典型的な授業の流れのパターンを表しているようにも見えますし、いささか操作的な感じもしないではありません。けれども、ガニエは「教授を構成している伝達の唯一

表2：ガニエによる「9つの教授事象」

1. 注意の獲得	学習者の興味・関心を喚起する
2. 学習者に目標を知らせる	この授業で何を目指すのかを知らせる
3. 前提学習の再生を刺激する	既習内容を思い出させる
4. 刺激となる教材を提示する	新しく学ぶ内容を示す
5. 「学習の指針」を与える	学習の見通し・手がかりを与える
6. 実行を引き出す	試してみたり・練習したりする機会をつくる
7. 実行が正しいかどうかフィードバックを与える	正しさの程度に応じたフィードバック（うなずき・笑顔・ことばかけなど）を行う
8. 実行を評価する	学習成果を解釈し評価する
9. 保持と転移を高める	学習の定着や応用を促す

のねらいは、学習過程を援助することである」と考え、「伝達の機能とは、『知らせる』という意味での『伝達』にすぎないと考えるのはあやまりである」といっています。また、「授業中の伝達とは、学習を促進することであり、それ以上は単なるおしゃべりにすぎない」ともいっています[*12]。

そうしてみると表2は、学習の過程を支えるためには、ただ話をして聞いてもらうだけではなく、私たちがどんなはたらきかけをする必要があるのかを考える手がかりを与えてくれるものだといってもよいでしょう。

授業を経験の変容・成熟・発展の場にするために

また、学習者に何かを伝えるにしても、どんな方法（メディア）を用いて伝えるかを考えてみただけでも、私たちにはさまざまな選択肢があります。そうしたときは、エドガー・デールの「経験の円錐」[*13]（次頁、図8参照）なども知っておくと参考になるかもしれません。

この図では、具体から抽象へと至る学習者の経験とメディアの関連が示されています。こうして見ても「直接的目的的体験」が最も具体的であることがわかるでしょう。看護教育では、臨地での実習が大きなウェイトを占めていますが、それもうなずけることだと思います。つまり、学習者が「言語的象徴」すなわち専門的な知識や概念を獲得していくためにも、「直接的目的的体験」（実習）や「ひながた体験」（演習）、「劇化された体験」（ロールプレイなど）といった、具体的な経験が伴う必要があるということなのです。

図8：デールによる「経験の円錐」

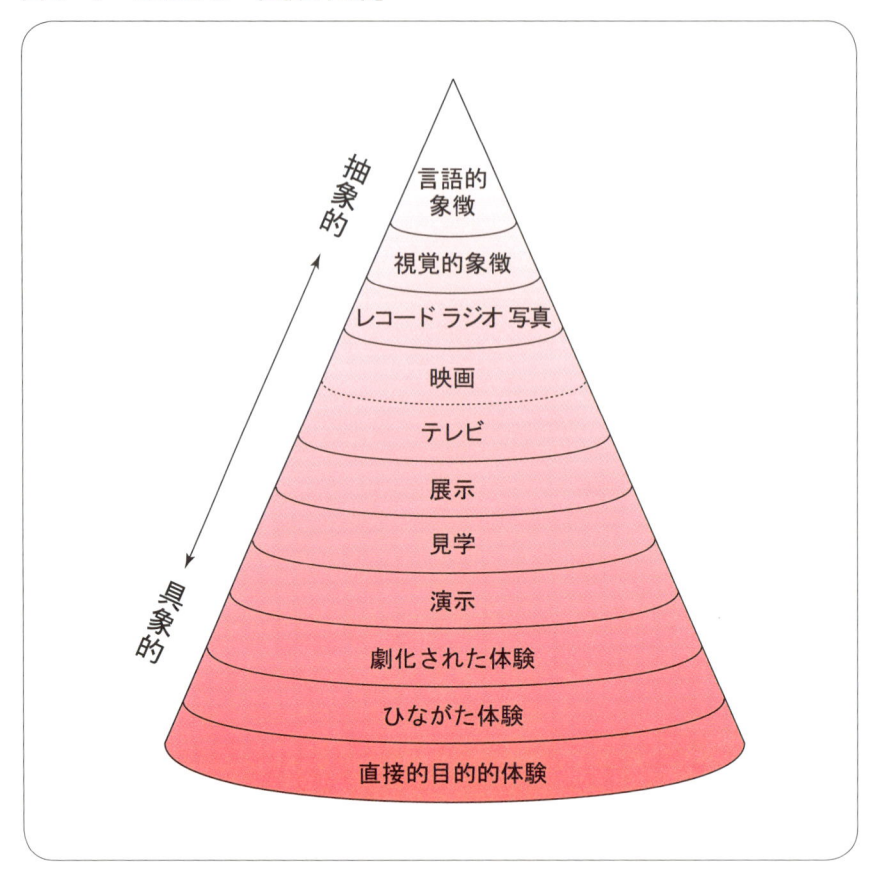

抽象的 ↑
↓ 具象的

- 言語的象徴
- 視覚的象徴
- レコード ラジオ 写真
- 映画
- テレビ
- 展示
- 見学
- 演示
- 劇化された体験
- ひながた体験
- 直接的目的的体験

　もともとデールは、「経験」に基づく教育の大切さを主張したデューイの考え方（第1章-3）を視聴覚教育の分野で発展させた人でした。私たちも授業の場での「経験」を大事にしていきたいと考えているわけですから、デールの「経験の円錐」は、単にメディアを選択するときだけでなく、学習者にとっての経験を大切にした授業の組み立て（流れ）を考えるときにも大いに参考になるのではないかと思います。たとえば、技術演習もよくやられているように、デモンストレーションから始めるのがいいか、あるいは、手探りでもまず学生がやってみるところから始めるのがいいのか、どちらが学習者にとってより豊かな学習経験となるのかを考えるヒントにもなるのではないでしょうか。

　授業を単なる知識・技術の受け渡しの場にするのではなく、経験の変容、成熟、発展の場にしていくためには、講義にしろ演習にしろ実習にしろ、あるいはどのような方法で授業を行うにしろ、学習者にとっての経験の意味を考えることがとても大切になってくるということです。

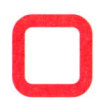

「方法への問い」をもつということ

　ここまで「教授方略」を考えるために、さまざまな方法の選択肢を見てきました。方法の大海に溺れないためにも、方法や手立てをしっかり問うことの大事さについては、前にお話ししましたが、同じような「方法への問い」でも、次のような問いは、正直なところどうかと思ってしまいます。

　たとえば、実際私もよく質問されることがあるのですが、「どうしたら学生が寝ないか」「どうしたら学生がちゃんと話を聞くか」といったものです。

　なんで、どうかと思ってしまうのかというと、学生の態度ばかりを気にしていて、肝心の授業の中身が触れられていないからです。

　そもそも、「どうしたら学生が寝ないか」などと問われても、「寝不足か、お腹がいっぱいか、そうでなかったら授業がおもしろくないからでしょ」としかいいようがありません。「どうしたら学生がちゃんと話を聞くか」も同じようなものです。聞くに足る意味のない話なら誰だってうわの空でしょう。

　よろしいでしょうか。「教授方略」を考えていくなかで大切になるのは、このような授業の「内容」とは別に切り離された「方法」のことではありません。

　いうまでもないことですが、よくある授業のハウツーというのは、こうした「内容」とは関係なく独立した「方法」のことですね。もちろん、こういった、ちまたに出回っているハウツーを参考にするのが悪いわけではありませんが、授業者に一人ひとり個別性があるように、学習者にも一人ひとり個別性があるわけですから、誰が行っても一定以上の良い結果を出せる授業のハウツーなどといった万能薬はありえません[*14]。ですから、ここで皆さんにぜひ大事にしてほしいのは、授業の「内容」と切り離さずに「方法への問い」をもつということなのです。

→「方法」と「内容」の分かちがたい関係

　授業の中身を後回しにして、やり方ばかりを気にしていてもしかたがありませんし、かといって、思いばかりが先走って、実現する手立てがないようでは授業にはなりません。また、同じテーマ・内容・素材を扱っていたとしても、それが学習者にどのような方法で経験されるのかによっては、まったく異なったものとして学ばれることだってありうるでしょう。

　たとえば、よく用いられるグループワークという方法も、それが、学習者の問題意識とは無関係に授業のなかに取り入れられたとしたら、学習者にとって

教授方略の検討　79

は、ただただ与えられた作業課題をこなすものとして経験されるだけになってしまうかもしれません。まして、授業者の期待する正解を導き出すことが最終的に求められているのだとしたら、一方的な講義と大差ありませんし、グループワークというまどろっこしい手続きを踏んだぶんだけ学習者に経験される徒労感もひとしおでしょう。私がいわんとすることがおわかりいただけるでしょうか。だったら、さっさと先生が話して聞かせて、教えてあげればいいだけじゃないかということです。

せっかくグループワークを用いたとしても、これでは自分たちの頭で考えることのよさや、仲間と協力して取り組むことのよさを味わえないだけでなく、このような授業が繰り返し経験されると、自分たちが学習の主体であるという感覚も薄れていってしまうでしょうし、前にもお話しした「グループワークは二度とごめんだ！」になってしまうわけです。

このような意味からも、「教授方略」のところでは、「内容」と「方法」を分かちがたいものとして考えることが、とても大切になってくるわけですね。

気をつけないと、学んでほしいことと学ばれることが別のものになってしまうことさえありえるわけですから、「教材の研究」をとおして次第に明らかとなってきた授業の内容や、これから自分が一緒に授業を行う目の前の「学習者の実態」、さらに自分の授業の「ねがい」や噛み砕いた「目標」など、それぞれの構成要素との関連を意識しながら、「自分の実現したい授業」が実際に実現できるような「方法」や「手立て」を具体的に考えられるといいと思います。

「方法」に溺れかかったら

ちなみに、そうはいっても、もし方法に溺れかかったときには、「自分の実現したい授業の方向」、つまり「ねがい」を思い返してみてください。無限にある方法の選択肢のなかから何を選び取るかは、どんなに迷ったとしても、最終的には自分の「ねがい」に照らして決断するしかありません。

もし仮に、人から勧められた方法を半信半疑で採用したとしても、結局、実際の授業のなかでしっくりいかなかったら、その方法を勧めた人のせいにするということもできるでしょう。けれども、そんなことで果たして自分の授業と呼べるのかどうかは疑問です。「この授業にはこんな方法で迫ってみよう！」と思って臨んでこそ、自分の授業になるのでしょうし、それだからこそ、しっくりいってもいかなくても、そこで得た実感が、さらに次の授業へとつながる手がかりにもなっていくのだと思います。

そもそも、授業デザインの6つの構成要素に藤岡がどのようなねがいを託し

たのか、第2章-1をもう一度見返してみてください。その3番目にあげられていたのが、「授業から教師自身が『学ぶ』」[*15]ということでした。授業の結果を人のせいにしたり、言い訳したりしているようでは、授業から学ぶなんてことはできませんね。学習者だけでなく、授業者自身も授業から学んでいけるようになるためには、「この授業にはこんな方法で迫ってみよう！」という「教授方略」が明確になっていることも、とても大切なことだといえるでしょう。

COLUMN
「観点としての授業技術」

授業を経験の変容、成熟、発展の場にしていくためには、授業者の行為に体現される授業の技術も欠かすことができません。こうした技術を藤岡は「観点としての授業技術」[*16]と呼んで次のように整理しています。これらも意識して教授方略が考えられるとよいでしょう。

①学習者にとっての意義や意味に焦点を当てること
　何か外部的な目標のための手段としてではなく、学ぶことそのことに意味や意義を実感できるようにはたらきかけること。
②学習者の感情や思考を明確化すること
　学習者が自ら思考や感情の曖昧な部分をはっきりさせていくのを援助すること。
③学習者の注意を学習のプロセスへと向けること
　学習者の注意を結果としての答えにではなく学習のプロセスに向けること。学習者はそこに豊かな学びがあることを知り、自分の中に自発する無数の「問い」を醸成する。
④学習者の表現を促し、それを尊重すること
　発言、表情、しぐさなどを学習者の生の現実の「あらわれ、あらわし」ととらえる。ことばの裏にある気持ちやことばにならないものを感じとる敏感さが求められる。
⑤自己否定と自己発見の経験の運動を作り出すこと
　生きた人間との接触、また教材（文化）との接触・衝突の中で、学習者は衝撃を受けたり否定されたりしながら自己を拡大したり変革したりしていく。
⑥認識と感情を直ちに組織化すること
　競争を媒介として学習を組織するのではなく、学習者の「いま・ここ」での具体的な認識や感情を組織する。
⑦教師の自己開示としての表現をめざすこと
　自分の声、ことば、表情など、身体全体を自由に使い、自己を開示し具体的に学習者の身体とかかわっていく。
⑧学習の主体としての意識を育てること
　学習者に学習の主体であるという感覚を育て、自分の学習に責任を負っていく態度を育てる。

3-6 学習環境・条件の意識化
～「世界」が教育する?!～

◻ たかが「学習環境・条件」されど「学習環境・条件」!!

　これまで本章では、「ねがい」「目標」「学習者の実態」「教材の研究」「教授方略」というように、授業デザインの6つの構成要素を一つひとつ取り上げて、その「考え方」を詳しくお話ししてきました。これからお話しするのは、いよいよ6つ目の「学習環境・条件」のところです（図9）。

　「学習環境・条件」というのは、簡単にいうと、授業を行うにあたって、どんな人的・物的資源や学習メディアが利用できそうか、あるいは、どんな学習の場を設定する必要があるかなどを検討するということです。

　とはいえ、6つの構成要素のなかでも、とりわけ「何を書いたらいいのかわからない」「何も思い浮かばない」という人が多いのが、この「学習環境・条件」でもあります。実際、6つの構成要素を書いてもらうと、他の要素に比べて、この「学習環境・条件」のところがやけにすかすかな人がいるものです。

　確かに、普段から当たり前のように講義を行っている教室では、どんな学習メディアが使えるかなどと思い浮かべてみても、黒板やホワイトボード、VTR、実物投影機、パソコン、スクリーン、マイクなど、当たり前すぎていちいち挙げ連ねる必要も感じられないかもしれません。また、空調がイマイチで冬は寒いし、夏は暑くて劣悪な学習環境だとわかってはいても、そう簡単には直してもらえないような状況であるならば、そうした制約条件のなかで授業をしなければならないということもあるでしょう。

　つまり、当たり前のことだったり、どうにもならなかったりすることを「学習環境・条件」のところで四の五のいっても、仕方がないと思われるのも無理もないことかもしれません。

→ 転ばぬ先の杖

　けれども、教室に設置されている機器はきちんと動くのでしょうか。ひとくちにビデオを見せたいと考えても、教室で使える方式は何だったでしょうか。VHS、miniDV、DVD、最近はブルーレイと、いろいろありますよね。いざ教

図9：授業デザインの6つの構成要素

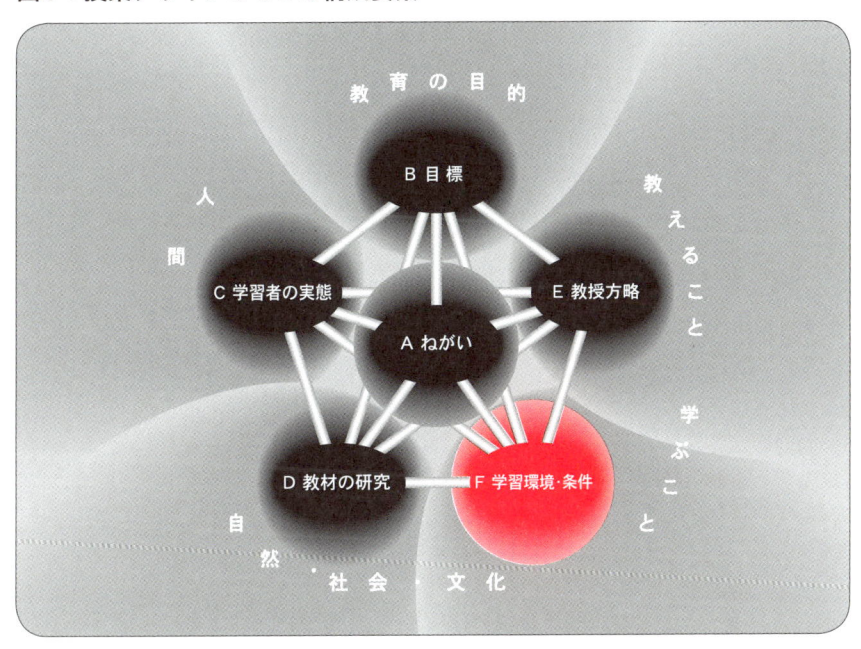

教育の目的

人間

B 目標
C 学習者の実態
A ねがい
E 教授方略
D 教材の研究
F 学習環境・条件

教えること・学ぶこと

自然・社会・文化

　室で見せようとして、映らなくて焦ったなんて経験のある人もいるかもしれません。また、教室のパソコンと自分が使っているパソコンのOSやソフトのヴァージョンの違いで、せっかく作ったスライドがガタガタになってしまったなんてこともあるかもしれません。こんなふうに考えてみると、他にもまだまだ考えどころはいくつもありそうです。

　たとえば、黒板やスクリーンが見やすい／見にくい、マイクの音が聞きとりやすい／聞きとりにくい、学生の机の間を回りやすい／回りにくい、教室の広さや一番後ろの学生の席までの距離、教卓の位置など、こちらの工夫によって改善できるものとできないもの、あるいは、そうした制約条件をわかったうえで授業をする・しないでは大きな違いでしょう。

　「教材の研究」や「教授方略」の検討をとおして、「やっぱり、ここはこの映像素材を見せて考えてもらったほうがいいだろうな」などと思い至ったとすれば、「学習環境・条件」との関連で、「せっかくの映像も教室では見にくいから視聴覚室へ移動してもらおう」といった判断も必要になってくるかもしれません。かといって、さらに「学習者の実態」を考慮に入れると、広い視聴覚室では学生がのびのびしてしまい、集中力が散漫になってしまうなんて予想から、再度、どこで授業をするか検討の必要が生まれてくることもあるでしょう。

　これと似たようなことは、講義の途中にグループワークを入れようと考えた

学習環境・条件の意識化

ときにも当てはまると思います。机は移動可能かどうか、作り付けの机なら別の教室に移る必要もあるでしょうし、大教室で一度に200人以上を相手にする授業では、おのずからグループワークに二の足を踏むことにもなるでしょう。どんなに、それが「教授方略」として適切に思えたとしても、教室の「学習環境・条件」が制約となって、それを思うようにさせてはくれないということもありえるわけです。

いかがでしょう。どんなに考え抜いたつもりの授業デザインであっても、「学習環境・条件」に照らして実現の可能性が低いのであれば、それは単なる絵に描いた餅ですね。きちんと「学習環境・条件」を考えておくということは、転ばぬ先の杖だといってもよいでしょう。

「演習」という学びの場

講義を行う教室の「学習環境・条件」についてはあまり発想がひろがらなかった人でも、演習では、こうした「学習環境・条件」の考慮がより重要性を増してくることは実感できるのではないでしょうか。

たとえば、演習を行うにあたっては、学生の人数や授業に入れる教員の人数と、モデル人形の数やベッドの数、必要物品（こわれていないかの確認も含めて）の数をあらかじめ確認しておくことは欠かせないことでしょう。そこから、おのずとグループの数も決まってきますし、時間の制約条件から、実際に経験できる学生の人数もおのずと決まってきてしまいます。

限られた時間のなかで、どれだけ多くの学生に実際にやってもらえるか。「ねがい」に「学生一人ひとりに実際に経験することをとおして学んでほしい」などとあげていながら、教員がデモンストレーションに演習時間の半分以上を費やしてしまうようでは、時間の無駄としかいいようがありませんからね。

そういえば、これは看護学校ではなく小学校での例ですが、理科室で行われた授業の冒頭でなかなか終わらない先生の説明に業を煮やした子どもたちから、「先生、もういいから早くやらせてよ！」「説明なら教室でやってよ！」と、ブーイングの声が一斉に上がったことがありました。理科室に来ただけでもワクワクの子どもたちにとって、おもしろそうな実験器具や素材を前に長々とおあずけをくらうのは、あんまりですからね。そうやって、声を上げることのできるこの子たちも素晴らしいと思いましたし、その声に謙虚に反省して、子どもたちに謝っている先生の姿も素晴らしいと思いました。

皆さんの目の前の学生はどうでしょう。小学生とは違い大人ですから、長々と続くデモンストレーションにも辛抱強く耐えているのでしょうか。それとも、

「早くやってみたい！」というほどまでには、まだ興味・関心はわき起こっていないのでしょうか。

いずれにせよ、準備や後片付けにかかる時間の考慮も含めて、演習時間の制約条件は一人ひとりの学生にどんな学びを保障するのかということと密接に結びついているといえるでしょう。

また、演習室で使用可能な設備や物品は、そこで学ばれる内容にも大きくかかわってくると思います。

たとえば、洗髪を行うときなどはどうでしょう。臨床で看護師さんが実際にやっているやり方では、洗髪台に備え付けのシャワーを使用するのが一般的かもしれません。ところが、学校の演習室にその設備が充分な数なかったとしたら、限られた時間内に学生全員にやってもらうのは不可能です。その一方で、充分な数が揃っているのは、ケリーパッドとピッチャーだという学校も少なくないでしょう。すると演習では、シャワーは見せるだけだったりで、学生に実際にやってもらうのは、ピッチャーでお湯を流すほうだったりするわけですね。

こうした臨床での実際と学内の演習で経験できることの乖離は、他にもいくつもあるかもしれません。たかが「学習環境・条件」、されど「学習環境・条件」ですね。このように、学生に学ばれる内容に大きくかかわっているわけですから、「学習環境・条件」の制約は決してあなどれないということなのです。

実習で出会う人とのかかわり

ここまで、学内での講義や演習を前提に「学習環境・条件」の考え方をお話ししてきましたが、さらに、臨地実習の授業デザインにおいては、ことのほか、この「学習環境・条件」は大きな意味をもってくると思います。

皆さんだったら、実習にかかわる「学習環境・条件」というと、どんなことを思い浮かべるでしょうか。

→ 人とのかかわりも学習環境?!

先にも少し触れましたが「学習環境・条件」のところでは、物的資源や学習メディアだけでなく、人的資源についても考えをめぐらせておくことが大事になります。人的資源などというと、なんだか人を物扱いしているみたいで違和感があるかもしれませんが、学生が実習で出会う人とのかかわりというふうに考えてもらえればと思います。もちろん、学生は実習でさまざまな人とかかわって学ぶわけですが、何はともあれ、一番は受け持ち患者さんからの学びではな

いでしょうか。

　快く学生に付き合ってくださる患者さんもありがたいものですが、教員や指導者がいくらいっても響かないことでも、はっきりいってくれる患者さんのことばは重く学生に響くものです。

　また、その患者さんの疾患や状況だけでなく、家族との出会いも、学生にとってはかけがえのない看護の経験につながることでしょう。ですから、なおのこと、受け持ち患者さんを決めるときには、学生の希望を聞きつつも、それまでの学生の状況を踏まえて、どの学生にどの患者さんを受け持ってもらうかを決めるのに心を砕かれるのではないでしょうか。

　とはいえ、学生と患者さんとの出会いは一回性です。教える側として、ある程度の見通しはもてたとしても、厳密には、実習の場で日々何が起きるのかは未知の状況です。素人の私がいうのもなんですが、そうした未知の状況のなかを進んでいくのが、実習という授業の大きな特徴だといってもよいでしょう。

　このような人と人とのかかわりを、広く「学習環境・条件」として考えると、実習グループのメンバー構成、つまり学生同士の人間関係も、学生個々の学びに大きくかかわってくると思います。

　互いに声をかけ合って協力できる関係であれば、少ない物品もうまく交代で使えるとか、準備や片付けを一緒にやれるとか、実習も円滑に進んでいくでしょうが、ぎくしゃくした人間関係では協力体制がとれず、ひょっとすると個々の学びにも深刻な影響があるかもしれません。そもそも実習グループは、チームで看護を行う基礎を学ぶことにもつながっていくわけですから、こうした実習グループのメンバーも、大事な「学習環境・条件」として、充分に考慮する必要があるでしょう。

　このほかにも、人と人とのかかわりということでは、自分の受け持ち患者さんだけではなく、同室の患者さんや他の学生の受け持ち患者さんとのかかわりから学生が学ぶということもあるかもしれません。

　さらに、実習で学生が出会うのは、実習指導者、スタッフ、師長、医師、他職種など、さまざまな人たちです。

　教員や指導者の立場からでは、どうしても学生が受け持ち患者さんとのかかわりをとおして、何が学べているかということに関心が向きがちかもしれません。けれども、学生はこちらが思っている以上に、病棟でいろいろな人たちの姿を目にして、さまざまなことを学んでいるものです。

　たとえば、病棟でスタッフが患者さんにどのようにかかわっているのか、どのように説明しているかなど、そういったことからも多くのことを学生は学ん

でいると思います。なかには、「そんなのありえない！」という看護師の振るまいに、何が患者さんにとって本当に大事なことなのかを真剣に考える学生もいるでしょうし、素敵な看護師の振るまいを目にして、「私もああなりたい！」と、目指したい看護師像を見つける学生もいることでしょう。

➡ 学生を包み込む病棟全体の雰囲気

　実習という「学習環境・条件」を考えると、こうしたさまざまな人とのかかわり以外にも、病院や病棟の特徴、とりわけ病棟全体が醸し出す雰囲気も、学生の学びに大きくかかわってくると思います。

　こうした病棟全体の雰囲気というのは、そこにかかわるさまざまな人々によって生み出されているものでしょう。しかし、それが長年受け継がれていくことで、当事者も気づかないうちにその病棟の文化というか風土のようなものとして根付いてしまっていることもよくあります。

　たとえば、全体にきりきり・いらいらした緊張感のある雰囲気の病棟と、優しい・温かい雰囲気の病棟との違い。学生があいさつしたときに返してくれるだけのゆとりのある風土と、その余裕すらない風土との違い。学生を「学生さん」と呼ぶ文化と、「○○さん」と固有名詞で呼んでくれる文化との違い。こうした学生を包み込む病棟全体の雰囲気の違いは、そこが学生にとって安心して学べる環境であるかどうかにつながってくるといえるでしょう。

➡ 教員と指導者の関係

　本書のなかでも繰り返しお話ししてきたように、授業の場に限らず、人と人とのかかわりは、互いに相手を感じながら変化していくという「相互性」の関係にあるわけですから、今お話ししたような病棟全体の雰囲気というのも、もともとその病棟に備わっているものだけではなく、学生とのかかわりによっても、良きにつけ悪しきにつけ変化していくものだと思います。この意味では、学生自身も「学習環境・条件」の一部になっているのだといってもよいでしょう。もちろん、こうしたことは、教員と指導者の関係についてもいえることだと思います。

　よく「あたった」だの「はずれた」だのといって一喜一憂している学生がいるものですが、自分を担当してくれる指導者さん以上に、誰が自分の担当教員であるかは学生にとって大きな関心事です。何はともあれ、教員や指導者も、学生にとっては学習環境の一部にほかならないということなのです。

　教員や指導者が学習環境の一部だと考えると、両者の関係も学生の学びに大

きくかかわってくることになります。たとえば、教員と指導者が初対面であれば、お互いに知り合うまでの緊張感が、学生にも伝わることがあるかもしれません。その逆に、教員と指導者の互いの信頼感・安心感は、学生が安心して学べる学習環境へとつながることが大いに期待できるでしょう。

この意味では、教員と指導者が日頃から互いの「思い」「ねがい」を交流し、わかり合える関係を築いていくことで、互いに安心して生き生きと日々の実習指導に臨めるようになることがとても大切になってきます。そのためにも、教員と指導者が時にはみんなで一緒に集まって、自分の行った実習指導をリフレクションする機会[*17]がもてるといいと思います。

「世界」が教育する

このように、臨地実習での「学習環境・条件」を考えてみると、多様な人とのかかわりをとおして、常に変化する状況のなかで学生が看護を学んでいく様子がはっきりとしてきます。

こうしてみると、教育をしているのは特定の教員や指導者だけなのでなく、学生を取り巻く人・もの・ことの全体、すなわち"「世界」が教育する"[*18]のだといってもよいでしょう。

藤岡は次のようにいっています。

「教育者が行うべきことは、無意図的に人間形成を行っている世界と学習者の出会いの場を自らの意志において選び出し、その生成の中に自分自身と学習者を包み込むことである」[*19]。

いかがでしょう。「学習環境・条件」などといわれても「何も思い浮かばない」とおっしゃっていた方も、実習に限らず講義・演習・院内研修についてもこうしたことを考えてみることの大切さを少しは感じていただけたのではないでしょうか。

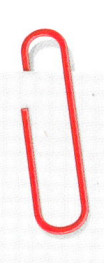

COLUMN
6つの構成要素と教える人としての成長

　これまでお付き合いくださった読者の皆さんにとっては、すでに6つの構成要素はあって当たり前のように思われるかもしれませんが、こうした授業デザインの考え方は、必ずしもどこの教員養成課程でも学べるわけではありません。そのため、授業を行う経験があまりないうちは、どうしても"教える"ということが強く意識されるものですから、「目標」と「教授方略」のところばかりに関心がいきがちです。

　もちろん、当座はこの2つの要素を満たすだけでも、形のうえでは授業をしているつもりになれるかもしれません。しかし、少し授業の経験を重ねてみると、「学習者の実態」を無視できないことが実感されてくるでしょうし、「教材の研究」をとおして、学習者に学ばれる内容をもっと吟味しなければならないと感じられるようになってくるかもしれません。こうして、なんとなく授業を行っていくなかでも、6つの構成要素のうちの4つは、次第に意識されるようになってくるかもしれません。

　けれども、そこで満足してしまうとしたら、ほかの誰でもない、自分が教える人として学生の前に立つ意味がありません。これらの要素の中心に「ねがい」があってこそ、それぞれの要素はよりいっそうつながりを深めていくことになっていきますし、自分自身が授業を行う意味もおのずと明らかになってくるといえるでしょう。

　ところが、いくら授業の経験を重ねても「学習環境・条件」については、それが学生を包み込み、学生の学びに大きく影響しているにもかかわらず、とりわけ学内で日々行われる講義については、なかなか意識されにくいようです。

　たとえば、工場でよくみかける「安全第一」とか「月産○○台突破！」などといったスローガンのように、「なにがなんでも全員合格！」「あと○○日！」といったことばが教室の正面の壁に貼られているのを見かけることがたまにあります。それが学生たちの総意によって、自らを鼓舞させるために貼り出されたものであるならばともかく、学生の意志とは無関係に教員が貼ったものであったとしたらどうでしょう。

　仮に先生が、学生が自ら考えるようになってほしいと願って授業をしていたとしても、いやが応でも目に飛び込んでくる貼り紙にプレッシャーを与え続けられるような学習環境では、いったい何が学生に経験されるのでしょうか。教える人には、何はともあれイマジネーションの力が大事になってくるかもしれませんね。まして、「学習環境・条件」には、教える人としての自分自身も包み込まれているわけですから、授業の場をより豊かな「学びの場」としてデザインしていくうえでは、「学習環境・条件」は決してあなどることができないことがご理解いただけるのではないでしょうか。

　このように6つの構成要素は、それを考えられるようになることが、教える人としての成長過程とも結びついているのです。ですから、私のかかわっている教員養成課程では早い時期から6つの構成要素の考え方に触れてもらうようにしているのです。

3-7 指導案は捨てるもの?!
～目の前の学習者と授業をするために～

◻ 授業デザインの流れを確認しておこう！

　前項では、授業デザインの6つの構成要素のなかから「学習環境・条件」を取り上げて、その「考え方」を詳しくお話ししました。これで、ひとまず6つの構成要素の一つひとつについて、それらをどのように考え、深めていくとよいのかをお話ししたことになるわけです。

　さて、6つの構成要素についてのお話が一区切りしたタイミングでもありますから、ここで、第2章で紹介した授業デザインの流れ（図10）をもう一度確認しておくことにしましょう。

図10：授業デザインの流れ

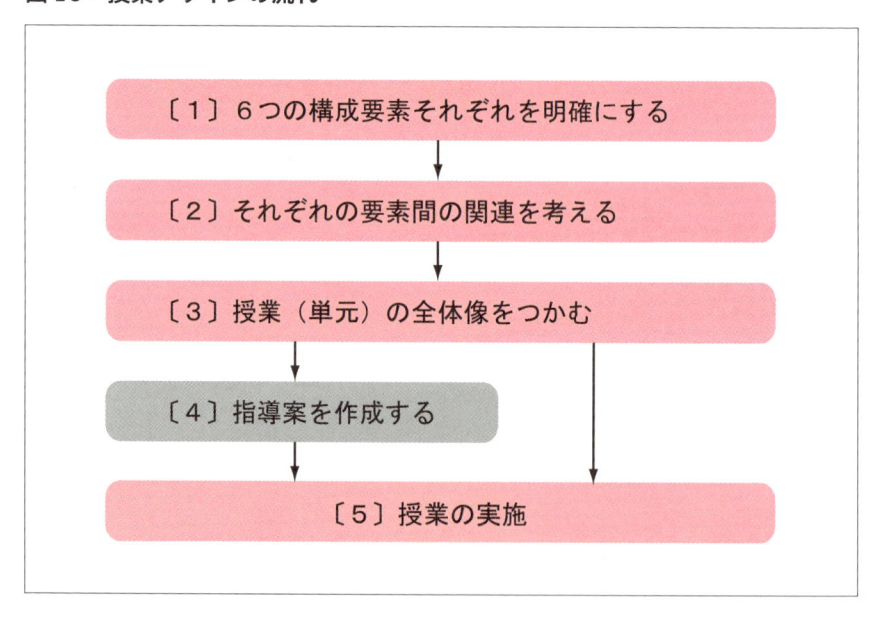

〔1〕6つの構成要素それぞれを明確にする
　　↓
〔2〕それぞれの要素間の関連を考える
　　↓
〔3〕授業（単元）の全体像をつかむ
　　↓
〔4〕指導案を作成する
　　↓
〔5〕授業の実施

　いかがでしょう。最初の「〔1〕6つの構成要素それぞれを明確にする」というのは、本章でこれまでお話ししてきたことを手がかりにしていただければ、取り組みやすいのではないかと思います。

「〔2〕それぞれの要素間の関連を考える」というのは、図10では、次の段階のように示してありますが、一つひとつの要素について考えを深めていくなかでも、ほかの要素のことが思い浮かんだり、ほかの要素との関連が意識されたりすることもあると思います。そういう意味では、一つの要素を考えている途中でも、思いついたらほかの要素のところに飛んで、そこを考え始めても差し支えないわけです。このことについては、これまでも折々に触れてきましたから、これ以上は繰り返さなくてもいいですね。

こうして「〔3〕授業（単元）の全体像をつかむ」ことができたら、「自分の実現したい授業の方向」もおのずと明確になっているはずですから、そのまま「〔5〕授業の実施」に踏み切るというのも、普段の授業なら充分にありえることだと思います。とはいえ、せっかくですからここからは、図10の流れに沿って、さらに「〔4〕指導案を作成する」ときに大切になってくることをいくつかお話ししておきたいと思います。

指導案の作成

おっとその前に、指導案といわれてもなんのことかピンとこない人もいるかもしれませんね。「指導案」というのは、授業の実施に先立って授業者が立案する「授業の計画」のことです。看護に置き換えたほうがわかりやすければ、近いのは「看護計画」だと思います。もちろん、看護教員養成講習会や実習指導者養成講習会を受講した人は、「ああ、あれのことね」と思われるかもしれませんが、いわゆる指導案には単元の目標やら計画やら、ざっと見ただけでも次のようにさまざまな内容が盛り込まれるものです。

- 単元名‥‥‥‥‥単元（一連の授業）の名称
- 単元について‥‥‥授業者の思いやねがい、学習者の実態、単元設定の理由など
- 単元目標‥‥‥‥‥単元（一連の授業）をとおしての目標
- 単元計画‥‥‥‥‥単元（一連の授業）の組み立て
- 本時目標‥‥‥‥‥1時間の授業の目標やねらい
- 本時展開‥‥‥‥‥1時間の授業の流れ
- 評価‥‥‥‥‥‥‥本時目標に対しての評価とその方法

けれども、本書ではこれまで６つの構成要素による授業デザインを考えてきたわけですから、ここまでくれば「授業（単元）の全体像をつかむ」ことができているはずです。ですから、「単元について」や「単元目標」をあらためて書く必要はありませんし、「単元計画」（指導計画ともいう）も一連の授業の組み立て、すなわち、「どんな順序でどんな授業をするのか」がイメージできているのであれば省略してもかまわないでしょう。

　つまり、ここでは、一から指導案を作成しなくても、「本時展開」さえ考えられれば充分だということです。６つの構成要素によって明らかとなった単元の構想をどのように実際の授業の場で実現するのか、本時の目標やねらいを意識して「本時展開」を書いてみることで、講義や演習であれば実際に行う１時間の授業の「流れ」を具体的にイメージすることができるといいと思います。ちなみに、実習については、あえていえば１日の指導の「流れ」ということになるかもしれませんが、無理して書くこともないと思うので、以下では、講義・演習、あるいは院内研修を前提にお話を進めていくことにしましょう。

授業の「流れ」を具体的にイメージする

　授業の「流れ」には、昔から１時間の授業を「導入」「展開」「まとめ」と、大きく３つに区切って考える考え方があります。

　「導入」では、授業の目標やこれから学習する内容についての見通しが告げられたり、そのために必要になる前時までの学習の確認が行われたりすることが多いと思います。しかし、ここで多くの先生方が心を砕くのが、学習者の興味・関心をどのように喚起するのかということでしょう。学習者のなかに「なぜだろう」「どうしたらいいんだろう」といった問いを呼び起こしたり、「知りたい・わかりたい」「できるようになりたい」といった願望や期待を生み出したりすることができたとしたら、その後の「展開」も無理なく自然と学習者と一緒に授業の内容を深めていくことが可能になってくると思います。

　とはいえ、「導入」で学習者の興味・関心をつかむことに成功したとしても、その後の「展開」がさしたる工夫のない、淡々とした授業の進行に終始するようではせっかくの興味・関心も失われ、学習者は忍耐を学ぶだけになってしまうかもしれません。

　実際、「導入」の工夫ばかりに心血を注いで、確かに、興味津々、ワクワク、ドキドキの、アッといわせるような導入で学習者の気持ちをつかんだものの、工夫はそこまでで、結局、学習者をどこに連れて行きたかったのかさっぱりわからないような、退屈な「展開」に出くわすこともたまにあります。これでは、

学習者を期待させたぶんだけ、がっかりですね。そう考えると、奇をてらった導入の工夫よりも、内容で勝負できるような「展開」をしっかりと考えることのほうがずっと大事かもしれません。

いずれにせよ、「展開」の部分は、授業の中心にあたる部分ですから、どのように学習者の興味・関心と結びつけながら内容を深めていけるようにするかを考えることが大事だといえるでしょう。

そのためにも「展開」の部分では、授業に展開を生み出す学習者への「発問」をいくつか考えておくことも大切かもしれません。

「発問」というのは、読んで字の如く「問いを発する」という意味ですが、ここで強調しておきたいのは、単なる思いつきの質問や知識の確認のような一問一答のことではなく、学習者の「発想をひろげる問い」や、「我が事として追究したくなるような問い」、あるいは、一つに偏った見方を「ゆさぶるような問い」が大切になってくるということです。

ちなみに、このような授業展開のなかで中心となるような発問を「主発問」と呼びますが、1時間の授業のなかに主発問は、そういくつもあるわけではありません。ですから、「展開」を考えるときには、主発問を実際に学習者に「投げかけることば」で考えてみて、それを聞いた学習者のなかにどんな考えや感情が引き起こされるのかを想像してみると、授業の「流れ」がより具体的にイメージしやすくなってくるかもしれません。

また、ある意味、授業の「流れ」は、授業者と学習者が共に経験する一つのドラマでもあるわけですから、物語を創作するときと同じように「起承転結」や「序破急」といったことを意識して「展開」を考えることも、授業にテンポやリズムを生み出すことに一役買ってくれると思います。

ただ教えねばならないからという理由で指導事項を並べただけでは、授業に「流れ」もへったくれもあったものではありません。たとえば、内容と内容のつながりはスムーズになっているかとか、飛躍はないかとか、単調になりかけたときには意図的に変化をつけるとか、こうしたら学習者はどう思うかな、こうしたらどう動くかな、などといったように、いろいろと「流れ」のイメージをふくらませてみるとよいでしょう。

最後の「まとめ」の部分は、物語でいえば「起承転結」の「結」、クライマックスにあたる部分ですから、できれば華麗に決めたいものです。

もちろん、ひとくちに華麗に決めるとはいっても、思いっきり盛り上げて、学習者に「へーっ！なるほど〜！」「そういうことだったのか〜！」と思わせるような「まとめ」もあるでしょうし、次の授業へとつながる余韻を残して、

しっとりと終わるような「まとめ」もあると思います。また、「まとめ」には時間内にはきっちり終わる！という美学もあるかもしれません。

けれども、それまでの「流れ」を無視して、この時間で扱った内容を要約して型通りに伝えるだけの「まとめ」なら、聞いても聞かなくても大差ないでしょう。たとえば、講義のまとめに入ったタイミングで、学習者が時計をチラ見して、テキストやノートをそそくさとしまい始める様子に何度かでくわしたことがありますが、まさにそうした「まとめ」とは、授業の終了を告げる合図ぐらいの意味にしかなっていないのだと思います。また、グループワークの発表会のように、せっかく学習者が一生懸命考えをまとめて発表して、互いに分かち合った直後だというのに、先生があらかじめ用意してあった「まとめ」を伝えて、それまでの学習者の頑張りを台無しにしてしまうといったようなこともあると思います。

こうしたことからも、授業の「流れ」というものには、学習者の思考の流れというものがあるわけですし、そこには学習者の経験の文脈というものがあるわけですから、「本時展開」を考えるということは、そういった「思考の流れ」や「経験の文脈」を具体的にイメージしてみることだといっても差し支えないでしょう。そういう意味では、「本時」というのは、単元の一連の授業のなかの１時間でもあるわけですから、前後の授業とのつながりや、単元全体をとおしての学習者の経験の連続性にも配慮して、実際の授業の「流れ」を具体的にイメージして考えられるとよいでしょう。

決まった形式があるわけではない

このように、授業の「流れ」を具体的にイメージして考えるための道具が「本時展開」ですが、指導案自体に決まった形式があるわけではないのと同じで、「本時展開」の表現もさまざまです。

たとえば、図11と図12を見てください。いずれも、第２章−2で６つの構成要素による授業デザインの例として紹介した「看護におけるコミュニケーション」の授業を担当した先生にお願いして書いてもらった「本時展開」です。

どうでしょう。同じ授業でも表現がずいぶん違っていますね。図11のように「場の構成」と「教師の意図」に焦点をあてて細かく書き出していくかたちもありますし、図12のように「発問」を中心に授業の流れを追っていくかたちもあるわけです。

図11では、６つの構成要素で明らかとなった「ねがい」や「目標」、「教授方略」などとの関連が意識され、「場の構成」や「教師の意図」に反映されて

図11:「場の構成」と「教師の意図」に焦点をあてた本時展開の例

〈ねらい〉看護におけるコミュニケーションで大切なことを、1年次生の素直な感覚で考えることができる。自分の経験から考え、他の人の見方・考え方を知ることで、自分の見方・考え方を広げていってほしい。

展開	目標	場の構成	教師の意図	予想される反応	評価と手立て
導入	本日の授業のすすめ方について説明し、グループワークの準備ができる。	本日は、前回伝えたグループで授業をすすめていくことを伝える。全員の顔が見えるようにグループで席を作り、着席してもらう。	グループメンバーが互いに見えるようにして、授業の準備を整えてもらう。	グループで着席するまで、ざわつく。グループ差がある。	全体のグループが落ち着くまで待って、説明する。
		初めて同じグループになった人がいるか確認する。リーダー・サブリーダーを、じゃんけん以外の方法で決める。	グループの関係を作れるように緊張を和らげ、コミュニケーションを促進する。	はじめてだよね、何回かあるよねと自由に話す。えー、どうする？と話し合うグループ、交流しないグループがある。	近い人で少し話せるとよい。
		リーダーが必要な物品を取りに来てメンバーに配る。5枚×人数分の付箋 模造紙1枚	これからの学習に必要な物品をそろえて、準備ができる。	何をするのかな。ざわざわしている。グループでの会話がふえる。	全部のグループに行きわたったら、次の展開に進む。
展開①	看護におけるコミュニケーションで大切なことをそれぞれが考えられ、グループで交流できる。	看護におけるコミュニケーションで大切なことを、各自5枚、短文か単語で書き出してもらう。このときは話し合わない。	グループで話す前に、自分の考えを自分なりのことばで表現する。	え〜、何かな〜しばらく考えた後に付箋に書き出す。	書き終わる様子を見て、おおよその学生がかけたところまで待って次に進む。
		自分が書いた付箋をメンバーに紹介し、模造紙に貼っていく。	他の人の考えを知り、グループで交流することで、自分の考え方を広げる。	恥ずかしそうにすすめる。わいわい言い合う。なかなか始めない。	グループの様子を見て、始められないグループにかかわる。
展開②	グループ全体の意見から、看護におけるコミュニケーションで大切なことをまとめる。	似た意見をまとめ、ネーミングしていく。普段のコミュニケーションと、看護のコミュニケーションの違いを意識してまとめていく。	違いを意識することで、看護におけるコミュニケーションの特徴を明確にできるようにする。	グループ活動に集中し、真剣に取り組む。すぐにまとめるグループ、意見が飛び交い、なかなかまとまらないグループなど、さまざまな反応がある。	グループの進行を見守る。

図12：「発問」に焦点をあてた本時展開の例

〈本時目標〉・看護におけるコミュニケーションで大切なことを、それぞれ考えることができる。
・他の人の見方・考え方を知ることで、自分の見方・考え方を広げていくことができる。

展開	学習活動	教師のはたらきかけ	留意点	備考
導入 15分	今日は、看護におけるコミュニケーションの授業です。グループで授業をすすめていきますね。			
	全員の顔が見えるようにグループで席をつくり、リーダー・サブリーダーを決める。リーダーが必要な物品を取りに来て、メンバーに配る。	グループワークのすすめ方を説明する。 学習に必要な物品を配布する。	全体のグループが落ち着くまで待って説明する。	5枚×人数分の付箋 模造紙
展開 75分	看護におけるコミュニケーションで大切なことを、それぞれ書き出してみよう。今はまだ話し合わないでね！			
	各自5枚、短文か単語で書き出す。	自分の考えを自分なりのことばで表現するように促す。	おおよその学生が書けたところで次に進む。	
	自分が書いた付箋をグループで紹介し合って、模造紙に整理していってみよう。			
	自分が書いた付箋をメンバーに紹介し、模造紙に貼っていく。		グループの様子を見て、始められないグループにかかわる。	
	普段のコミュニケーションと、看護のコミュニケーションの違いを意識してまとめていきましょう。			
	似た意見をまとめ、ネーミングしていく。	グループの特徴が出るよう、まとめ方を工夫するように促す。		

　いることがわかります。加えて、学習者の「予想される反応」と「評価と手立て」が検討されることで、意図の明確な授業の「流れ」が具体的にイメージできるようになっています。

　また、図12では、実際に学生に投げかけることばで「発問」を表現してみることで、教師のはたらきかけが具体的にわかり、学習者の動きがイメージしやすくなっています。このようなかたちで「本時展開」を表してみると、授業の「流れ」が、授業者と学習者のかかわりとして具体的に見えてくるといって

もよいでしょう。

　もちろん、これらはあくまでも例ですから、このほかにもいろいろな表現があると思います。どのような表現にするかは、自分のやりやすいかたちでかまいませんが、そこには自分自身の授業観が表れてくるものです。どんなことを大事にしながら授業の流れを考えてみたいかによっても選択される表現は違ってくるでしょうし、自分が大事にしたいことに合わせて新たな表現をつくりだしてもかまわないということなのです。

本時展開は「台本」ではない

　実際に行う授業の「流れ」を具体的にイメージしてみることが大切だとはいっても、「本時展開」というのは「台本」ではありません。

　前にもお話ししたように、講義のなかで学生に話すことを一字一句「台本」のように書いている授業者を時折見かけることがありますが、それならば、学生に配って読んでもらえば授業をやらなくても一緒だということになってしまいかねません。

　慣れないうちは不安のあまり、話すことを全部書いておかないと、とてもじゃないけど講義はできないという気持ちもわからないではありませんが、授業は「台本」を覚えて、稽古を重ねて臨むようなお芝居とは違います。また、養成段階では、模擬授業や授業のリハーサルも可能かもしれませんが、実際の学校現場ではそれは現実的ではありません。

　そもそも、指導案の「本時展開」というのは、それを書くことで、あーでもない、こーでもないと、実際の授業の「流れ」をシミュレーションしてみることに意義があるのです。

　ですから、「本時展開」を書くときには、次のようなことにも気を配ってみるとよいでしょう。

- 授業者の側での「必要」だけでなく、学習者の側での「必然」に配慮されているか
- 学習者にしてほしいことだけでなく、「学習者の反応」をできるだけたくさん予想してみる
- 予想される学習者の反応に対して、どれだけ・どのような手立てが用意できるのか
- この授業の流れは実際に学習者にどのように経験されるのか

第1章-3で「授業における経験の意味」についてお話ししましたが、思い出していただけるでしょうか。そこでは、「学んでほしいこと」と「学ばれること」が必ずしも一致するわけではないことを詳しく見てきました。

　ですから、「本時展開」を考えるときも、これも伝えたい、あれも伝えたいというように、授業者の側での「必要」ばかりを並べるだけでは、「教えたんだから、学んだはずだ」という授業になってしまいます。こちらが、どんなに「必要」だと考えていることであっても、学習者にとっては必ずしもその「必要」が感じられているわけではありませんから、学習者の側でそれを学ぶに値する「必然」が実感できるように配慮する必要があるということなのです。

　また、学習者にしてほしいことだけでなく、「学習者の反応」をできるだけたくさん予想してみることが大事になってくるのも同じ理由からです。そして、予想される学習者の反応に対して、どれだけ・どのような手立てが用意できるのかを考えておくことは、学習者と共に授業を創っていくうえで大事になるのはもちろんですが、学習者とかかわるうえで授業者にゆとりを生むことにもつながっていきます。実際の授業のなかで、自分の予想を遥かに超えた学習者の反応に出会ったとしても、どうしようと慌てることなく、素直に「お見それしました！」と感心できるのは、「本時展開」を考えているときに充分に「学習者の反応」を予想できていればこそだと思います。

　こうして考えてみると、「この授業の流れは実際に学習者にどのように経験されるのか」というように、やはり教える人にはイマジネーションの力が大事になってきますね。

　よく看護教育では、学習者に少しでも理解しやすいようにとの理由から、学習者の日常に身近な具体例を探して、そこから授業を展開するというやり方があります。しかし、よくよく考えてみると、看護の世界は学習者にとっては非日常なわけですから、かえって学習者の身近なところからでは接近しにくい内容もあるのではないかと思います。

　たとえば、看護にとっての「観察」という概念を教えるのに、学生のこれまでの経験や身近なところから出発しようとすると、おそろしく遠回りな授業のような気がしてしまうことがよくあります。どうして、看護を学びに来ているのに昆虫や植物の観察から類推して看護の観察を考えなければいけないのかとか、自分の好きなタレントを関心をもって見るということから、看護の対象に関心をもって見るということへとつなげていく必要があるのかとか、ただでさえ時間が足りないといってるわりには回りくどい展開になってしまっている授業がたまにあると思います。

そう考えると、私がかかわったある基礎看護学の授業の導入では、術後間もない患者さんの上半身の写真を学生に見せて、気づいたことを出してもらうということをしていましたが、生々しい傷の様子に注目したり、1年生でも「ドレーン」が挿入されていることを指摘したりする学生もいて、いっきに学生たちを看護の世界へといざなうという展開になっていました。また、別の先生による「観察」の授業の導入では、キューブラー＝ロスの『生命ある限り』[*20]という本に紹介されている余命いくばくもない女性の写真を見せて、専門的な知識をもたずに漠然と見ることと、知識をもって観察することの違いを経験するということを行っていましたが、これもいっきに学生を看護の世界にいざなう授業の展開になっているのだといえるでしょう。

　「やさしものから難しいものへ」「単純なものから複雑なものへ」「基礎から応用へ」などといった授業づくりの原則にとらわれずに、いったい「この授業の流れは実際に学習者にどのように経験されるのか」、ぜひ皆さんもイマジネーションの力をフルに働かせて、目の前の学生と共に創る授業の「流れ」を具体的にイメージしてもらえたらと思います。

指導案は捨てるもの?!

　ところで、指導案を「手順書」のように考えてしまっている人は、計画どおりに授業がうまくいったかいかなかったかで一喜一憂しがちです。しかし、これまでも折々にお話ししてきたように、そもそも授業というのは、授業者と学習者のかかわりによる「変化」が前提です。ですから、講義であろうと演習であろうと、臨地実習ではなおのこと、起きたことにそのときその場でどのようにかかわるかが"勝負"になってきます。もちろん、このことは院内研修であっても決して別ではありません。

　指導案の「本時展開」というのは、実際に行う授業の「流れ」を具体的にイメージしてみるための道具です。けれども、それに縛られてしまっては、私たちが授業の場を生きる妨げとなってしまいます。この意味で、いったん授業が始まったら捨てるのが指導案でもあるのです。

引用・参考文献

*1 目黒悟:子どもと教師が生きる授業デザイン.21世紀を生き抜く学級担任②;学びを育てる授業デザイン,ぎょうせい,2002,p.130.
*2 梶田叡一:教育評価,第2版〈有斐閣双書〉,1992,p.78-80.
*3 前掲書*2,p.81.
*4 藤岡完治:学ぶことと教えること;授業における経験とその意味.教育メディア研究・学校教育とコンピュータ,藤沢市教育文化センター,155,1992.
*5 前掲書*2,p.68-69.
*6 前掲書*2,p.80-83.
*7 東洋:子どもの能力と教育評価,東京大学出版会,1979,p.164-169.
*8 アーネスティン・ウィーデンバック著,外口玉子,池田明子訳:改訳第2版臨床看護の本質;患者援助の技術,現代社,1984,p.15.
*9 藤岡完治:看護教員のための授業設計ワークブック,医学書院,1994,p.78.
*10 前掲書*9,p.88.
*11 R.M.ガニエ,L.J.ブリッグズ著,持留英世,持留初野訳:カリキュラムと授業の構成,北大路書房,1986,p.197.
*12 前掲書*11,p.192-193.
*13 エドガー・デール著,西本三十二訳:デールの視聴覚教育,日本放送教育協会,1957,p.35.
*14 目黒悟:看護教育を拓く授業リフレクション;教える人の学びと成長,メヂカルフレンド社,2010,p.114-119.
*15 前掲書*4,p.155.
*16 藤岡完治:関わることへの意志;教育の根源,国土社,2000,p.51-54.
*17 永井睦子,原寿子:臨地実習指導における実習指導者と看護教員の連携.屋宜譜美子,目黒悟編著:教える人としての私を育てる;看護教員と臨地実習指導者,医学書院,2009,p.170-180.
*18 藤岡完治:シミュレーションとしての学校.教育メディア研究・学校教育とコンピュータ3,藤沢市教育文化センター,205,1995.
*19 前掲書*18
*20 E.キューブラー＝ロス著,M.ワルショウ写真,霜山徳爾,沼野元義訳:生命ある限り;生と死のドキュメント(新装版),産業図書,1997.

第4章

生きて動いている授業のデザイン

4-1 授業デザインは終わらない
～授業リフレクションをとおして見えてくるもの～

6つの構成要素の活用に向けて

　これまで本書では、「授業」とはどのような営みなのか、学ぶことと教えることの本質を踏まえたうえで、6つの構成要素による授業デザインの基本的な考え方と具体的な進め方について詳しくお話ししてきました。

　ひょっとすると、ここまでお付き合いくださった皆さんのなかには、なんとなく学内で行われる講義や演習をイメージしながら私の話を聞いてくださった方もいらっしゃると思いますが、6つの構成要素による授業デザインは何も講義や演習に限ったものではありません。これまでも機会があるたびにお話ししてきたように、実習もそうですし、院内研修であっても6つの構成要素による授業デザインは可能なわけです。そこで、本章では、6つの構成要素の活用に向けて、講義・演習・実習・院内研修と、さまざまな授業デザインの実際を紹介したいと思います。

　けれどもその前に、そもそも「授業デザインの実際」とはいかなるものなのか、それを確かめるところからお話を始めたいと思います。

授業のなかでの授業デザイン

　本書の最初に私が「授業」ということばをどのように用いているかをお話しした際に、「授業デザイン」ということばについても、それをどのような意味で用いているのか触れさせていただきました。授業の計画、授業の構想、授業づくり、授業設計など、さまざまな呼び方がありますが、「授業の準備」という意味なら、あえて格好をつけて「授業デザイン」とは呼ばなくてもいいのではないかということでしたね。

　しかし、実際の授業実践というのは、「授業の準備」がすめば、あとは授業するだけ！といった単純なものではありません。いわゆる「授業設計」は、計画－実施－評価というような授業実践の最初の段階（計画のところ）に位置づけられることが多いのですが、実際の授業実践は、計画－実施－評価のように

各段階を厳密に区切れるわけではありません。ですから、授業のなかでも、授業が終わったあとにも続いていくものとして、私たちはあえて「授業デザイン」[1,2]ということばを用いているわけです。

けれども、ここまでお話ししてきた6つの構成要素による授業デザインというのは、どちらかというと「授業の準備」のあたりが中心でしたから、「この章では授業デザインの実際を紹介しますよ」というと、おそらく「こんな授業をするにはあらかじめこんなデザインをするといいですよ」というように、6つの構成要素による授業デザインの「実際例」が紹介されるのだろうと早合点されてもしかたがないかもしれません。

ですから、皆さんとご一緒にここでまず確認しておきたいのが、授業者が授業をしながら行っている授業デザイン、すなわち「授業のなかでの授業デザイン」なのです。

授業リフレクションをとおして見えてくるもの

それでは、実際の授業のなかでは、授業者はどんなことを経験しながら、どのように授業を進めているのでしょうか。

たとえば、次頁の図1を見てください。これは、第3章-7で本時展開の例として紹介した「看護におけるコミュニケーション」の授業を担当した先生にお願いして書いてもらった「リフレクションシート」の一部です。

ちなみにリフレクションシートとは、私たちの開発した授業リフレクションの方法の一つで、授業者が自分に経験された"授業の流れ"を時間経過に沿って再構成するのに適したツールです[3]。このシートは、「本時の目標・ねがい」と「当初Plan」の欄に授業前に考えていたこと、「See」の欄には授業中に見取ったこと、「修正Plan」には見取ったことをもとに考え直したこと、そして、「Do」には授業中に実際にやったことが書き分けられるようになっていますから、これらのつながりをたどることで、私たちも授業者の内面過程に触れさせてもらうことができます。

こうして図1のシートをたどっていくと、「当初Plan」、つまりあらかじめ考えた本時展開にのっとりながらも、その都度、学生の様子を見取り、判断し、計画に修正を加えながら先生が授業を進めていることがよくわかります。とりわけ、「⑧えっ、9月になってもまだ一度も話したことがない人もいる。名前もわからない!?」という見取りからは、「⑨まだ話したことがない人がかなりいそうだから、自己紹介が必要かな。名前だけじゃなくて、もうちょっと何か加えて話してもらいたい」という判断がなされ、当初の計画にはなかった

図1：「看護におけるコミュニケーション」のリフレクションシート

本時の目標・ねがい
　看護におけるコミュニケーションで大切なことを、1年次生の素直な感覚で考えることができる。自分の経験から考え、他の人の見方・考え方を知ることで、自分の見方・考え方を広げていってほしい。

当初Plan	See	修正Plan	Do
導入15分 本日の授業のすすめ方について説明し、全員の顔が見えるようにグループで席を作り、着席してもらう。	①早く席を作れているところとなかなか席につけないグループがある。 ②机が付いていない!!背中を向けるような位置になっている!!	③グループで席を作るときの基本が身についていないな。直そう。	④机の位置を直してワークしやすい環境をつくるように伝える。
初めて同じグループになった人がいるか確認する。 リーダー・サブリーダーを、じゃんけん以外の方法で決める。	⑤メンバー全員の顔を見渡しているかな。ここからがコミュニケーションなんだけど。構えを取って話せているかな。	⑥もう一度全員の顔が見えるか確認しよう。	⑦Do
	⑧えっ、9月になってもまだ一度も話したことがない人もいる。名前もわからない!?	⑨まだ話したことがない人がかなりいそうだから、自己紹介が必要かな。名前だけじゃなくて、もうちょっと何か加えて話してもらいたい。	⑩朝起きてから学校に来るまでのことを話して自己紹介してもらう。
	⑪じゃんけん以外だとどうやって決めるのかな。	⑫グループの様子を見るため教室内を移動。	⑬Do
	⑭話し合っているところと、誰か言い出す人を待ってるところがあるな。	⑮声が出ていないところに働きかけて話すきっかけにしてもらおう。	⑯「どう？決まったかな〜」と会話を促す。
リーダーが必要な物品を取りに来てメンバーに配る。5枚×人数分の付箋 模造紙1枚	⑰「何するのかな〜」など自由に話し始めている。準備の時間は交流になって、この時間も必要だな。	⑱しばらく話しててもらおう。	⑲Do
展開① 看護におけるコミュニケーションで大切なことを、各自5枚、短文か単語で書き出してもらう。この時は話し合わない。	⑳これから行うことを説明し始めるが、ざわついている。みんな聞いているかな。わかったかな。	㉑書き出す内容について繰り返して伝えよう。	㉒Do
	㉓緊張がほぐれて周りの人と話したくなってるみたい。ここは各自で考えて書いてもらいたいところなのに〜。	㉔やっぱりおしゃべりしないでここは自分で考えて書いてほしいな。	㉕「おしゃべりしないでやってね」 「あとでいっぱい話していいから」と伝える。
	㉖すぐに書き終わっている学生は、ちゃんと考えられているかな。	㉗早く書いた学生には、考えられたかなと声をかけておこう。	㉘Do
	㉙1枚にひとつずつ書いてほしいのだけど、長い文の人がいるな。	㉚なるべく短文で表すように個別にも、全体にも伝えよう。	㉛Do

「⑩朝起きてから学校に来るまでのことを話して自己紹介してもらう」という手立ても生まれています。さすがに、ここに取り上げた場面では、展開を大きく変えるような修正は行われていないようですが、学生の様子からそれが必要だと判断されれば、きっと大胆な修正もありえることでしょう。

　授業者にとって、授業のなかでの見取り（See）をどのように次のはたらきかけへと、さらに、次の授業展開へとつなげていくかは、目の前の学習者と共に授業を行っていくうえで、とても大事なことになってきます。このように、あらかじめ立てた計画（当初Plan）に縛られず、見取ったこと（See）をもとにリアルタイムで計画を柔軟に見直していける（修正Plan）ということは、授業者が授業のなかでも授業デザインをしているということにほかなりません。それは、授業者が臨機応変に学習者とかかわることができている証しでもありますし、授業者と学習者のかかわりによって授業が「変化」するというのは、ここで見たように、授業者によって「授業のなかでの授業デザイン」がなされていればこそなのです。

「臨床の知」としての授業デザイン

　とはいえ、「See」と「修正Plan」のつながりに見られるような「授業のなかでの授業デザイン」は、そのときその場で学習者と真剣に向き合って授業をしている授業者には、必ずしも明確に意識されているものばかりとは限りません。むしろ、とっさの判断で「当初Plan」を変更したり、「Do」のなかで瞬時にPlanが生まれたりといったように、本来生きて動いている授業のなかでの見取りと判断、そして実際の行為の連続は、リフレクションシートの各欄のように独立して存在するものばかりではないでしょう。

　ですから、授業が終わったあとに、あえてシートに分けて書き出してみることで、ここでは実際に授業者に経験されていた「授業のなかでの授業デザイン」が、授業者自身によって事後的に明らかにされているわけです。

　ちなみに、こうした授業者に経験されている「授業のなかでの授業デザイン」と近いことをいおうとした人に、ドナルド・ショーンがいます。

　ショーンは、実践のなかで専門家が暗黙のうちに行っていることを「行為の中の省察（reflection in action）」[*4]ということばで呼ぼうとしました。専門家というのは「行為の中の省察」によって、目の前の対象とのかかわりをとおして生み出される実践をよりよいものへと改善していく存在なのだという考え方です。

　ショーンが「行為の中の省察」ということばで呼ぼうとしたもの自体は、私

たちが大事に思っていることにも通じるものだと思います。さらに、話のついでというわけでもありませんが、私たちの行っている「授業リフレクション」は、ショーンのことばでいえば、実践をあとから振り返って見つめ直す「行為についての省察（reflection on action）」にあたります。ところが、ショーンの「行為の中の省察（reflection in action）」という考え方は、最近では「リフレクション」という呼び名で、看護師や教師が身につけるべき能力やスキルとしてゆがめられてしまった感がなきにしもあらずです。「授業リフレクション」をあくまでも授業研究方法と位置づける私たちとは明らかに立場が異なるということですね[*5]。

おっと、話がそれてしまったので、戻しましょう。

授業者に経験されている「授業のなかでの授業デザイン」というのは、私たちであれば、さしづめ「臨床の知」[*6,7]と呼ぶところのものです。つまり、授業のなかで瞬時に、あるいは無理なく自然と当たり前のようにできてしまっているという意味で、それはまさに「臨床の知」として授業者に経験されている授業デザインなのだといってもよいでしょう。

■ 授業デザインは終わらない

いかがでしょう。授業デザインが授業のなかでも行われているということを、少しはご理解いただけたでしょうか。

けれども、授業デザインは授業の終了と同時に終わるわけではありません。今、ここで授業者と学習者に経験されている授業は一回性の場であっても、そこでの経験は次の時間の授業へと、さらに今後の授業へと続いていくものです。ですから、授業デザインは授業のなかだけでなく、授業が終わったあとにも続いていくことになるのです。

→ 授業デザインを生み出す授業リフレクション

このことは、授業のなかで起きていることを振り返って確かめる、すなわち「授業リフレクション」が「授業デザイン」とどのようにつながっているのかを考えてみればイメージしやすいでしょう。

先に紹介した「看護におけるコミュニケーション」の授業を行った先生による授業リフレクションは、「授業のなかでの授業デザイン」がいかなるものかを教えてくれるものでした。授業者にとって、このような「自分にできていること」として、知らず知らずのうちに身についた「臨床の知」を自覚化する機

会を得ることは、教える人としての自信へとつながり、自分自身への信頼をもたらしてくれるに違いありません。

　また、授業のなかで起きていることを振り返って確かめてみることは、授業者にさまざまな「気づき」をもたらしてくれるはずです。「気づき」は、次の授業や今後の授業を考える手がかりとして、授業者のなかに「何をする必要があるか」「どうしていきたいか」を生み出しますから、この意味で「授業デザイン」は、「授業リフレクション」をとおして再び始まっているのだといってもよいでしょう。

　つまり、この項で確かめておきたかった「授業デザインの実際」とは、このように授業が始まれば終わりというわけではなく、授業の準備、すなわち「授業に臨むにあたっての授業デザイン」はもちろん、「授業のなかでの授業デザイン」もそうですし、「授業が終わったあとに続く授業デザイン」をも含み込んだものにほかならないのです。いわば、そうした一連の営みこそが「生きて動いている授業のデザイン」だといってもよいでしょう。

生きて動いている授業のデザイン

　このように考えると、6つの構成要素は「授業リフレクション」のツールとしても使えることになります。

　たとえば、授業が終わったあとに、実際に授業を行って見えてきたことを加筆していくことでリフレクションが可能ですし、新たに書き加えられた「学習者の実態」や「教授方略」の手応えなどと他の要素との関連を考えてみることで、当初の「授業デザイン」を見直し、次の授業に臨むということも可能になってきます。つまり、6つの構成要素は、授業リフレクションのツールとしても活用することで、「生きて動いている授業のデザイン」の方法にもなりうるということなのです。

　以降では、このような意味で「生きて動いている授業のデザインの実際」を紹介していきたいと思います。

4-2 実現したい授業の方向の明確化が「講義」を変える
～授業研究と授業デザイン～

◻ 6つの構成要素を書くのはどんなとき？

　6つの構成要素による授業デザインについてお話ししていて、よくある質問に「授業のたびに毎回書くんですか？」というものがあります。これは6つ構成要素に限らず、指導案についてもよくある素朴な質問ですが、答えは端的にいってNo！です。

　たとえば、私が日々かかわっている小・中学校の先生方は、毎日何時間もの授業を行っていますから、すべての授業について指導案を用意するなどということは不可能です。もちろん、学校教育の世界では、指導案は書けて当たり前ですが、むしろ、一人前の教師に求められるのは、いちいち指導案を書かなくても授業ができるようになることだといってもよいでしょう。ですから、日常的に指導案を書いてから授業に臨むというのは、あまり現実的ではないということなのです。

　では、6つの構成要素や指導案は、どんなときに書くのでしょうか？

　小・中学校の先生方の場合は、少なくとも教員養成の段階で指導案の書き方をマスターするのは当然だと思われるかもしれませんが、学生時代にきちんと教わったという教員は驚くほど少ないのが現実でしょう。教科教育法の演習や教育実習に行くときに参考図書を見よう見まねで引き写したことがあるくらいで、採用試験に受かってから、初任者研修で書き方をみっちり学ぶというほうが一般的かもしれません。その後は公立学校の場合は、年に一度か二度、教育委員会の指導主事訪問や校内研究会などで授業を公開する際に、指導案の提出を求められて書くというのが通常ですから、ひょっとするとそんな機会にめぐり会うことのない教員は何年も書かないなんてこともあるかもしれません。また、学生時代や初任の頃に6つの構成要素に出会うことができる教員もごくわずかでしょうから、藤岡に直接指導を受けた先生方や私のかかわっている小・中学校の先生方以外に6つの構成要素を使って授業デザインをしている先生を見つけるのは大変なことかもしれません。

　このような意味では、過去に藤岡を介して6つの構成要素に出会った人や、

私のかかわっている看護教員の養成課程や現任研修会、あるいは本書をとおして6つの構成要素に出会える人はラッキーかもしれませんね。とはいえ、指導案も6つの構成要素による授業デザインも、自分の実現したい授業を明確にするための道具ですから、多くの小・中学校の先生方のように求めに応じて書く、書かされるというのでは残念なことです。

　そう考えると、まだ自分の実現したい授業の方向がはっきりしない、教える人としての駆け出しの頃や、そこそこ経験を積んだとしても、新たな領域や新たなテーマに挑戦する際には、6つの構成要素による授業デザインに取り組んだり、1時間の授業の流れを指導案の本時展開に表してみたりして、自分の実現したい授業の方向を明確にして授業に臨むことができたらいいと思います。

実現したい授業の方向の明確化が「講義」を変える

　たとえば、ある2年課程の看護学校で「病態生理学」を担当することになった看護教員のAさんは、講義に臨むにあたって「6つの構成要素による授業デザイン」に取り組みました。

　実はAさんは、ここで取り上げる「病態生理学」の講義を前の年にも行ったそうですが、そのときは「かなりイケてなかった授業」になってしまったそうです。病態生理学というと、よく医師が講師となって行われていることが多い講義のようにも思いますが、この学校では看護教員が行うようになって最初に担当することになったのがAさんで、Aさんには再び同じ授業を行うにあたってなんとかしたいという思いがあったそうです。しっくりいかなかった前の年の授業のリベンジというわけですね。

　そこで、まずAさんが取り組んでみたのが「6つの構成要素による授業デザイン」でした（次頁、図2）。Aさんは6つの構成要素を書いてみて次のように感想を話してくれました。

　「今まで、授業の前に頭のなかでいろいろと考えていたことをそれぞれ文章化することで自分の考えのあいまいさや、内容のつめが充分でないこと、授業に使う道具の精選の甘さなどが明確になりました。この状況で今まで授業をしていたのかと思うとガックリです。しかし、逆にとらえれば6つの構成要素を考えることで、それぞれの視点から授業を考えられることになるのだということがわかりました。それによって、一つの軸を持って授業に臨むことへとつながるのだと。やはり、スゴイです」。

図2：「病態生理学」の授業デザイン

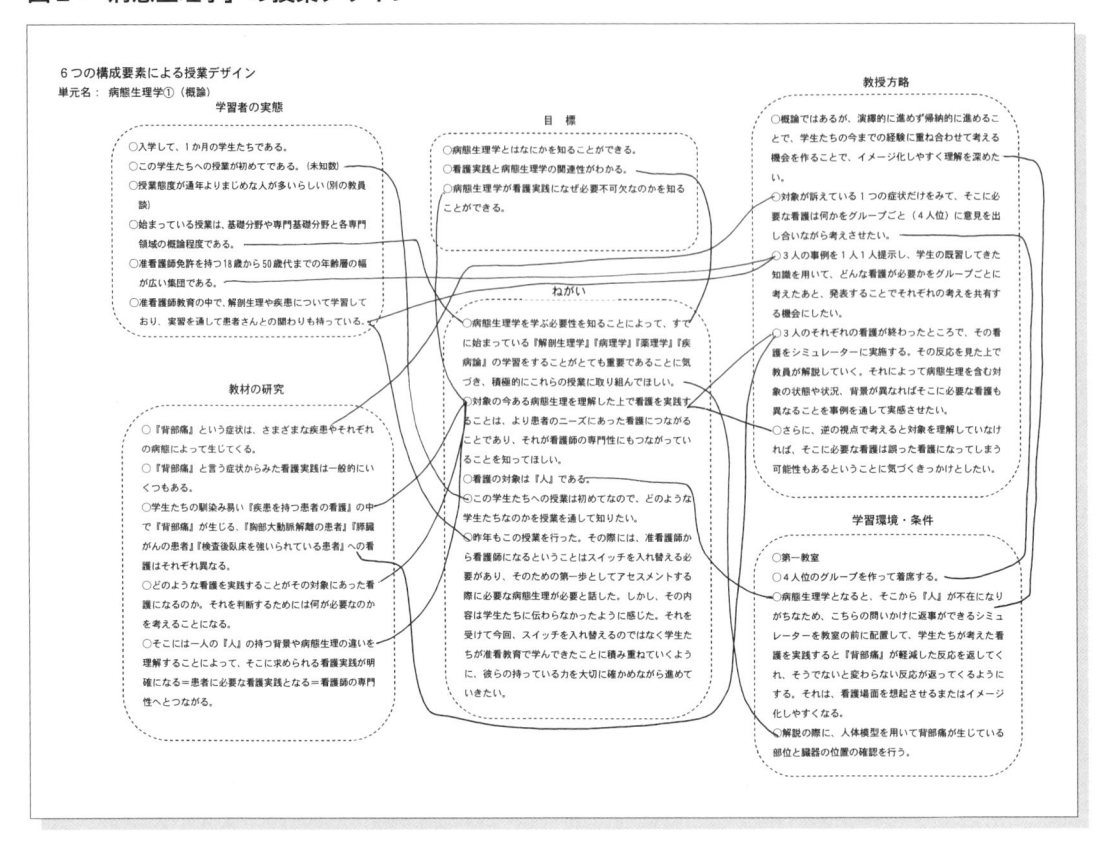

6つの構成要素による授業デザイン
単元名： 病態生理学①（概論）

学習者の実態
- 入学して、1か月の学生たちである。
- この学生たちへの授業は初めてである。（未知数）
- 授業態度が通年まじめな人が多いらしい（別の教員談）
- 始まっている授業は、基礎分野や専門基礎分野と各専門領域の概論程度である。
- 准看護師免許を持つ18歳から50歳代までの年齢層の幅が広い集団である。
- 准看護師教育の中で、解剖生理や疾患について学習しており、実習を通して患者さんとの関わりも持っている。

教材の研究
- 『背部痛』という症状は、さまざまな疾患やそれぞれの病態によって生じてくる。
- 『背部痛』と言う症状からみた看護実践は一般的にいくつもある。
- 学生たちの馴染み易い『疾患を持つ患者の看護』の中で『背部痛』が生じる。『胸部大動脈解離の患者』『膵臓がんの患者』『検査後臥床を強いられている患者』への看護はそれぞれ異なる。
- どのような看護を実践することがその対象にあった看護になるのか、それを判断するためには何が必要なのかを考えることになる。
- そこには一人の『人』の持つ背景や病態生理の違いを理解することによって、そこに求められる看護実践が明確になる＝患者に必要な看護実践となる＝看護師の専門性へとつながる。

目標
- 病態生理学とはなにかを知ることができる。
- 看護実践と病態生理学の関連性がわかる。
- 病態生理学が看護実践になぜ必要不可欠なのかを知ることができる。

ねがい
- 病態生理学を学ぶ必要性を知ることによって、すでに始まっている『解剖生理学』『病理学』『薬理学』『疾病論』の学習をすることがとても重要であることに気づき、積極的にこれらの授業に取り組んでほしい。
- 対象の今ある病態生理を理解した上で看護を実践することは、より患者のニーズにあった看護につながることであり、それが看護師の専門性にもつながっていることを知ってほしい。
- 看護の対象は『人』である。
- この学生たちへの授業は初めてなので、どのような学生たちなのかを授業を通して知りたい。
- 昨年もこの授業を行った。その際には、准看護師から看護師になるということはスイッチを入れ替える必要があり、そのための第一歩としてアセスメントする際に必要な病態生理が必要と話した。しかし、その内容は学生たちに伝わらなかったように感じた。それを受けて今回、スイッチを入れ替えるのではなく学生たちが准看教育で学んできたことに積み重ねていくように、彼らの持っている力を大切に確かめながら進めていきたい。

教授方略
- 概論ではあるが、演繹的に進めず帰納的に進めることで、学生たちの今までの経験に重ね合わせて考える機会を作ることで、イメージ化しやすく理解を深めたい。
- 対象が訴えている1つの症状だけをみて、そこに必要な看護は何かをグループごとに（4人位）意見を出し合いながら考えさせたい。
- 3人の事例を1人1人提示し、学生の既習してきた知識を用いて、どんな看護が必要をグループごとに考えたあと、発表することでそれぞれの考えを共有する機会にしたい。
- 3人のそれぞれの看護が終わったところで、その看護をシミュレーターに実施する。その反応を見た上で教員が解説していく。それによって病態生理を含む対象の状態や状況、背景が異なればそこに必要な看護も異なることを事例を通して実感させたい。
- さらに、逆の視点で考えると対象を理解していなければ、そこに必要な看護は誤った看護になってしまう可能性もあるということに気づくきっかけとしたい。

学習環境・条件
- 第一教室
- 4人位のグループを作って着席する。
- 病態生理学となると、そこから『人』が不在になりがちなため、こちらの問いかけに返事ができるシミュレーターを教室の前に配置して、学生たちが考えた看護を実践すると『背部痛』が軽減した反応を返してくれ、そうでないと変わらない反応が返ってくるようにする。それは、看護場面を想起させるまたはイメージ化しやすくなる。
- 解説の際に、人体模型を用いて背部痛が生じている部位と臓器の位置の確認を行う。

どうやらAさんは、前の年の講義がしっくりいかなかった理由にも気づいたようですし、それを踏まえて今回どうしていきたいのか、自分の考えが整理できたようです。たとえば、図2の「ねがい」の上から5つ目には、次のように書かれています。

- 昨年もこの授業を行った。その際には、准看護師から看護師になるということはスイッチを切り替える必要があり、そのための第一歩としてアセスメントする際に必要な病態生理学が必要と話した。しかし、その内容は学生たちに伝わらなかったように感じた。それを受けて今回、スイッチを入れ替えるのではなく学生たちが准看教育で学んできたことに積み重ねていくように、彼らの持っている力を大切に確かめながら進めていきたい。

私はこれまで数多くの准看護学校の授業の場にも立ち会ってきましたから、そこでの先生方の熱意やそこで学んでいる学生たちのモチベーションの高さを

思い起こすと、Aさんがいみじくも言い当てているような「スイッチを切り替える必要」という表現は、あたかも2年課程の学生のそれまでの経験をリセットするかのような響きに受け取られかねないと思います。おそらく、前の年の講義というのは、Aさんがしっくりいかなかったのと同じように、学生たちにとってもしっくりいかない講義だったことでしょう。

　さらに、Aさんは、「ねがい」の上から2つ目にあるように、「対象の今ある病態生理を理解した上で看護を実践することは、より患者のニーズにあった看護につながることであり、それが看護師の専門性にもつながっていることを知ってほしい」や、3つ目の「看護の対象は『人』である」といったことが明確になったことで、学習環境・条件に記されているような「病態生理学となると、そこから『人』が不在になりがち…」といった問題意識や、教材の研究のところの「一人の『人』の持つ背景や病態生理の違いを理解することによって、そこに求められる看護実践が明確になる＝患者に必要な看護実践となる＝看護師の専門性へとつながる」といった考えを大切にしながら、それを講義のなかでどのように学生に学んでもらうのか、具体的な手立てを導き出しています。

　教授方略のところに記されている「3人の事例を1人1人提示し…」というのは、教材の研究のところにも少し触れられていますが、「背部痛」を訴える3人の患者で、症状は同じでも一人ひとり疾患や背景の異なる事例だそうです。そう考えると、6つの構成要素それぞれの関連を検討することをとおして導き出されたこの手立てにこそ、看護教員が病態生理学を教える意味があるといってもよいでしょう。

　Aさんは、こうして自分の実現したい授業の方向を明確にして、実際の講義に臨みました。そのときの感想を次のように話してくれています。

　「授業を終えた今の気持ちは、この授業で自分の伝えたかったことが学生に伝わったのを感じることができたように思います。ここまで教員として授業をしてきたなかで、後味がこんなにすっきりさわやかなのは初めてです。少し大げさかもしれませんが、学生たちとの一体感みたいなものを感じられたようにも思います。授業の最後のほうは、時間が迫ってくるなかで、学生たちの表情を見て進める余裕がなくなってしまいましたが、背中で感じる学生たちの視線は『へぇ～』と興味・関心をもって耳を傾けてくれているように思えました。今まで自分の頭のなかだけで考えていたことを、6つの構成要素にそれぞれ書いたことによって、どのようにしたらいいのか、さらにつめて考えを深めていくことができたからなのではないかと思いました」。

まさに、自分のなかで明確になった「実現したい授業の方向」が、しっくりいかなかった前の年の講義を見違えるように変えてくれたのだといってもよいでしょう。Aさんも一念発起して、6つの構成要素による授業デザインに取り組んでみた甲斐があったというものですね。

授業研究と授業デザインの関係

　ところで、講義・演習・実習に限らず、Aさんのように授業デザインを意識して行ってみることも、教える人にとって欠かせない大事な「授業研究」の一つにあげることができます。

　教える人にとっての「授業研究」については、拙著『看護教育を拓く授業リフレクション〜教える人の学びと成長〜』に詳しいので、そちらをご覧になっていただけたらと思いますが、ここでは授業デザインとの関係を考えるうえでいくつか基本となる考え方を確認しておくことにしましょう。

　まず、「教える人」というのは、そもそも「自分が計画し、自分が実践した授業を、自分で研究することをとおして、自分の授業を改善していくとともに、人間的にも職能においても自己の成長を図っていく存在」[*8]にほかならないということです。ですから、教える人が主体となって行う「授業研究」というのは、「自分が計画し、自分が実践した授業を、自分で研究することをとおして、自分の授業を改善していくとともに、人間的にも職能においても自己の成長を図っていく」という一連の過程を「意識的に」行うことであるといってもよいでしょう。また、教える人にとっての授業研究を支える「授業研究方法」というのは、「そうした一連の過程の全体ないしは部分を具体的に支えるツールや方法のことである」ということもできます。

　つまり、6つの構成要素や指導案を書く書かないにかかわらず、前項で確認したような「授業に臨むにあたっての授業デザイン」はもちろん、「授業のなかでの授業デザイン」「授業が終わったあとに続く授業デザイン」という一連の営み、すなわち「生きて動いている授業のデザイン」というのは、そもそも教える人が日常的に経験しているものですから、それを「意識的に」行ってみること自体が「授業研究」でもあるわけです。

　ですから、このように考えてみると、本書でお話ししてきた授業デザインは、「授業に臨むにあたっての授業デザイン」を意識的に行うための授業研究方法に位置づけることができますし、前著で取り上げた授業リフレクションは、「授業が終わったあとに続く授業デザイン」を意識的に行うための授業研究方法に

図3：授業研究と授業デザインの関係

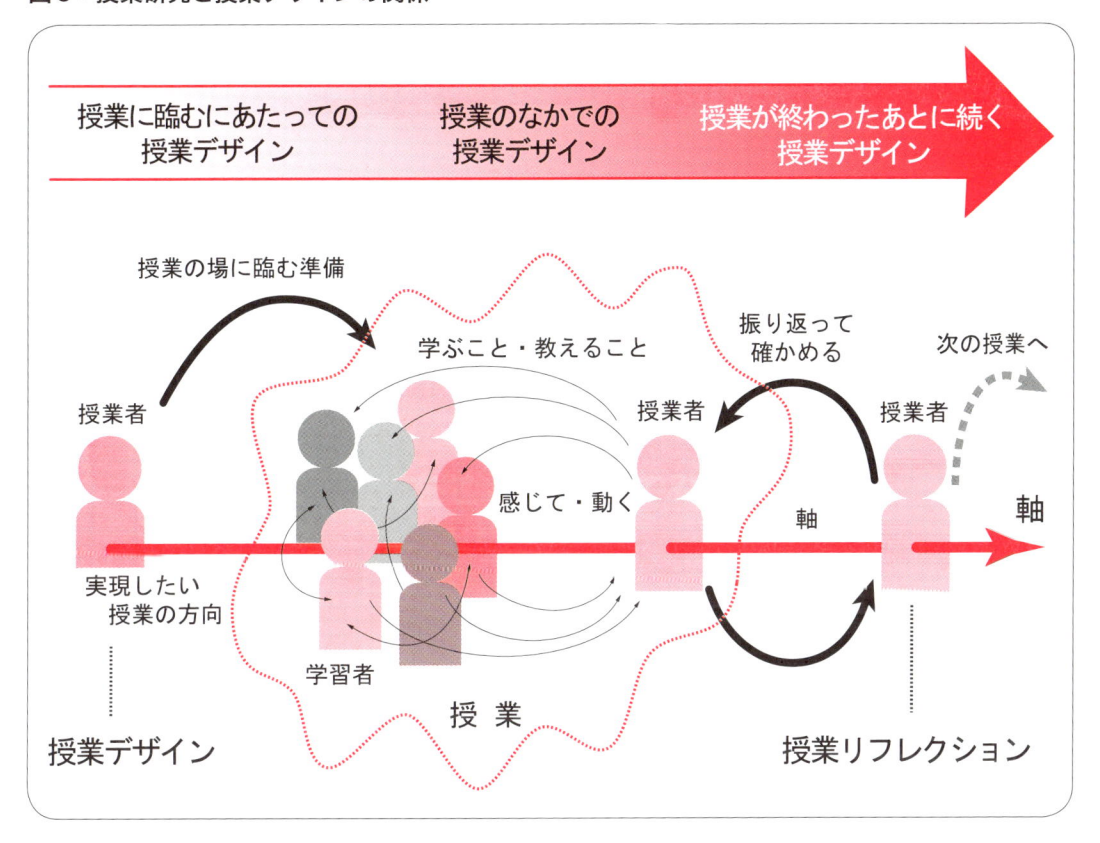

授業に臨むにあたっての授業デザイン　授業のなかでの授業デザイン　授業が終わったあとに続く授業デザイン

授業の場に臨む準備／学ぶこと・教えること／振り返って確かめる／次の授業へ

授業者／実現したい授業の方向／学習者／感じて・動く／授業者／軸／授業者／軸

授業デザイン　授業　授業リフレクション

　位置づけることができるわけです。そういえば、第2章-2で6つの構成要素による授業デザインの進め方を紹介した際に、授業を構想する教師の思考過程を自分の目に見えるような形にすることで、授業デザインの検討を具体的に支援しているのが「6つの構成要素」であることをお話ししましたね（p.37）。つまり、ある程度経験を積んだ教師であれば、自分の実現したい授業を構想する際に、頭のなかで「あーでもない、こーでもない」と行っていることを「意識的に」できるようにするという意味で、「6つの構成要素」はすでに立派な授業研究方法の一つになっているということなのです。

　これらのことを整理すると図3のようになります。いかがでしょう。ご覧になっていただければ、教える人が日常的に経験している「授業に臨むにあたっての授業デザイン」「授業のなかでの授業デザイン」「授業が終わったあとに続く授業デザイン」という一連の営みが、授業研究方法としての「授業デザイン」「授業リフレクション」とどのように関係しているのか、ご理解いただけるのではないでしょうか。また、授業者の「実現したい授業の方向」を軸に「授業

デザイン」と「授業リフレクション」が分かちがたい関係にあることも一目瞭然だと思います。しかも、「6つの構成要素」というのは、前項の最後にお話ししたように、この図の「授業デザイン」のところはもちろん、授業が終わったあとに実際に授業を行って見えてきたことを加筆していくことで、「授業リフレクション」のツールとしても使用可能だということなのです。

6つの構成要素による授業リフレクション

　実際、先に紹介したAさんも、授業が終わったあとに6つの構成要素に加筆しながら授業リフレクションを行っています（図4）。そして、行ってみた感想を、「次に行う病態生理学の授業をどのように進めていくかの示唆を得ることができました。不思議ですね。本当に」と話してくれました。

　次に向けての「示唆」というのは、図4の左下の手書きの書き込みのところだそうです。「症状へとつなげた説明は学生の頭の中が整理されやすい」と記されていますが、これはあくまでも、新たに書き加えられた「学習者の実態」や「教授方略」の手応えなどと他の要素との関連を考えてみるなかで、Aさんにつかみとられた次に向けての示唆なのだと思います。一見それは当たり前のことのように思われるかもしれませんが、文献や人づてに得られるよう教育に関しての知識とは違って、実際の講義の経験をとおして、Aさんに実感を伴って得られた知恵にほかなりません。教える人にとっての「授業研究」とは、単に頭でわかったつもりになるような教育についての知識を得ることに関心があるのではなく、このような実践のなかで生きて働く知恵、すなわち「学ぶことと教えることについての知」を得てくることに主眼があるのです。

　さらに、Aさんは次のようにも話してくれています。

　「『看護師と准看護師の違い』から、准看でしてきた学習から看護師教育へのスイッチの切り替えが必要ということについてですが、多分そう思っている2年課程の教員は多いように思います。しかし、学生たちを育てていくためには、それが前面に出てしまうことは違うのだということに今回気づきました。学生たちのもっている力を大切に授業を進めていったこともこの授業の手応えにつながっているのかもしれません」。

　Aさんは、教える人として、今回の授業リフレクションをとおして大切なことに気づいたようです。このような自分自身の学生を見る見方、つまり自分に

図4：講義終了後に加筆された「病態生理学」の授業デザイン

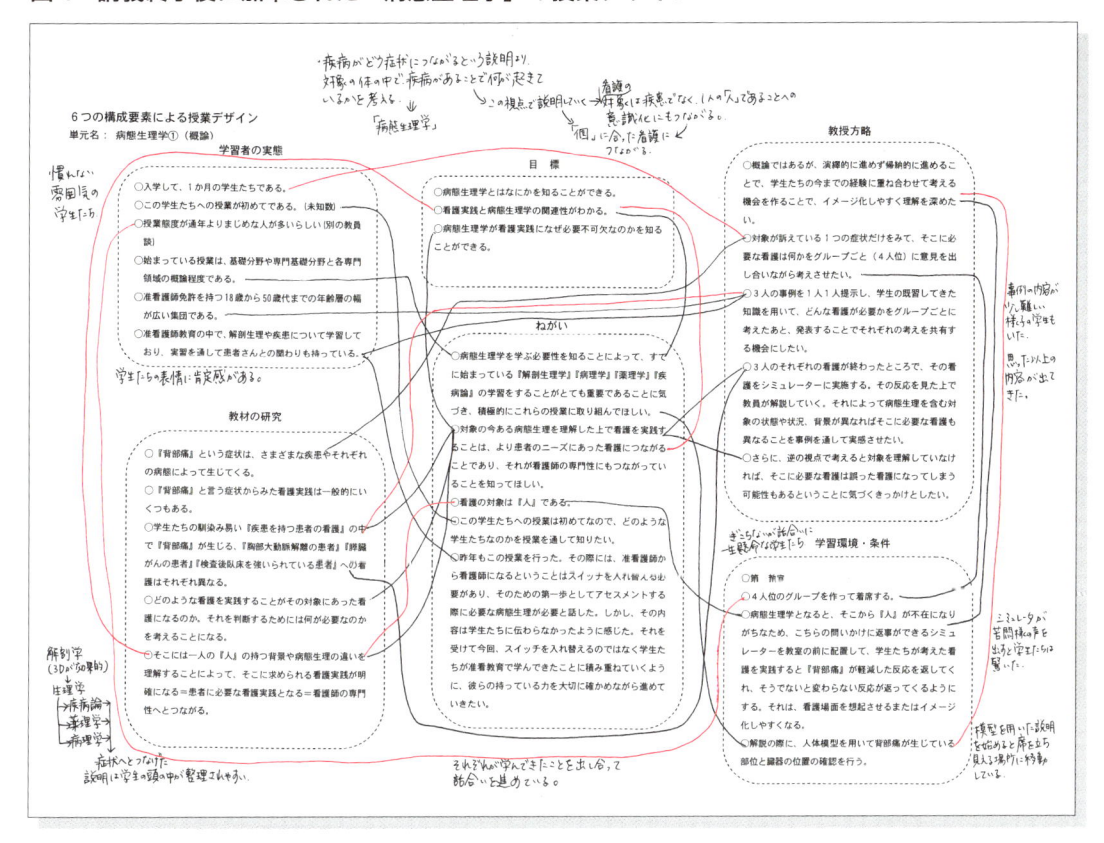

知らず知らずのうちに備わってしまった枠組みを見つめ直し、今回のようにそれを柔軟に改めることができるというのは、教える人としてだけではなく、人間としての成長にもつながっていることだと思います。これも、教える人にとって「授業研究」が欠かせない理由の一つですね。

私は2年課程の授業の場にもよく立ち会うのですが、資格を取るという目的の明確な学生に対して、彼らのモチベーションや興味・関心、追究に応えるだけの充分な強度を備えた授業が提供できれば、3年課程の授業ではそう滅多にはお目にかかれないようなものすごい授業展開になることを何度も目の当たりにしてきました。准看護師課程・3年課程・2年課程の別なく、看護を学ぶ人を育てるとはどのようなことなのか、Aさんの気づきは私たちにも大切なことを教えてくれるような気がします。対象を否定するところからは何も生まれませんからね。看護の専門性を獲得するとはどのようなことなのか、とりわけ2年課程の学生が対象であれば、まがりなりにも准看護師として学び、看護を実践してきたというプライドに訴えかけることが大切なのではないでしょうか。

実現したい授業の方向の明確化が「講義」を変える　115

4-3 臨場感・切実感が「演習」を変える
～学びを拓く経験の場のデザイン～

◆「まねる」から「為すことをとおして学ぶ」へ

　前項では、ある2年課程の看護学校で行われた「病態生理学」の講義を例に、生きて動いている授業のデザインと授業研究の実際を紹介しました。

　これで読者の皆さんには、「6つの構成要素による授業デザイン」をとおして明確化した実現したい授業の方向が講義を変え、さらに「6つの構成要素による授業リフレクション」が次の講義に向けての示唆をもたらすというように、生きて動いている授業のダイナミズムの一端に触れてもらうことができたのではないかと思います。

　さて、次に授業デザインの実際として取り上げたいのは「演習」です。けれどもその前に、そもそも「演習」とはどのような学びの場なのかを少し考えておくことにしましょう。

→ よくありがちな「演習」の不思議?!

　看護教育で「演習」というと最初に思い浮かぶのが、学内で行われる技術演習ではないかと思います。本書のなかでもこれまで何度か、デモンストレーションに始まり、その後グループに分かれて実際にやってみるという、よくありがちな技術演習のパターンについて疑問を投げかけさせていただきましたが、皆さんはどう感じられたでしょうか。

　実際、違和感を感じながらも、今までそうしてきたから、そうすることに決まっているから、自分もそういうふうに習ったからといった理由でパターンを踏襲している先生方も少なくないようです。たとえば、つい最近も、「学生はデモをただぼーっと見ている感じで、実際にやらせてみるとポイントが頭に入っていない」「意外と見ているようで見ていない」「ただやっている感じ」「教員が見ていないと適当になってしまう」「手順書を見ながらでもなかなかできない」「試験までは練習しても、試験さえ終わればそれで練習も終わり」などといった声を先生方から聞く機会がありました。

　また、興味深い話に、「デモをしている最中に間違ってしまい、慌てて『こ

うしないように気をつけてくださいね』と注意したら、演習だけでなく実習にいっても間違ったやり方でやっている学生が何人も出てしまった」というものがありました。おもしろいですね。よほど先生が間違えたことが印象深かったのでしょう。だからといって、いくら正しいやり方を鮮やかにやって見せたとしても、先ほどの先生方のお話からすると、スムーズなデモンストレーションは、かえって学生の印象には残らないということなのかもしれません。

よく誤解があると思うのですが、こちらが見てほしいポイントというのは、初学者にとっては、「ほら、ここ、よく見てください！」とどんなにいわれても、顔を向けて網膜に映すことはできても、肝心のポイントは見えずに通り過ぎてしまう可能性が高いものなのです。そもそも私たちは、それまでの経験や学習によって獲得された自分自身の枠組みをとおして「見る」わけですから、ポイントといわれても自分にとって未知のものは「見ても見えない」というほうが自然なわけです[*9]。ですから、逆にいえば「見て」といわれて「見える」くらいなら、それは始めからできる人なのかもしれないということです。

また、ここで教えようとしている看護の技術というものは、対象とのかかわりのなかで自分自身の行為として経験されるものですから、外側に示されたモデルと、自分の内側で意識できる行為との間には大きなギャップが存在するはずです。前に紹介したデールの「経験の円錐」（p.78）のなかでも、「演示」と「直接的目的的体験」との間にはちょっとばかりひらきがありましたよね。まして、「演示」に加えられる説明というのは「言語的象徴」にほかなりませんから、「直接的目的的体験」との間のギャップも相当なものです。ですから、ひょっとすると「見えてもできない」ということも起こるわけです。

にもかかわらず、「よく見てまねなさい」「あとは手順に沿ってやればできるでしょ」の一点張りで、「なのにどうしてできないの？」と、学生の不足を指摘して回るのにおおわらわというようなありさまでは、先生は教えたつもりなだけで、学習者にいったい何が学ばれているのか、正直なところ首を傾げたくなってしまいます。

時折、「学ぶは真似ぶ」と、まことしやかにいう人がいますが、もし、学ぶということが、考えなしにただまねるだけでよいのなら、それはサルにもできる話です。また、「学校で教えるのはあくまでも基礎で、応用は臨床に出てから」といって、演習で一つのやり方を教えることを肯定する人もいますが、それでは「応用」というのが、学習者任せになってしまっているように聞こえます。そもそも看護の「基礎」とは何なのか、一つのやり方なり手順なりを示しておいて、それをまねさせたり、なぞらせたりすることが果たして「基礎」を

教えていることになるのか、疑問をあげればきりがありませんが、このくらいにしておきましょう。

いずれにせよ不思議なことに、先に紹介したような違和感をもっている先生方が少なくないのにもかかわらず、こうした技術演習は、今日もどこかの学校で繰り返されているのです。これでは、学習者も試験に合格するためにせっせと手順のなぞりを練習するわけですから、「試験さえ終わればそれで練習も終わり」となるのも無理もない話ですね。つまり、「演習」という授業形態をとっていたとしても、そこで実際に学習者に経験されているのは、「因果性」で説明されるような「伝達型の講義」と何ら変わりはないということです。

→「演習」の醍醐味とは

授業というのは、授業者と学習者のかかわりによる「変化」が前提ですから、「講義」も「演習」も、今、ここで起きたことに、そのときその場でどのようにかかわるかが勝負になってくるのは臨地での「実習」と同じです。ただ、「実習」と、学内で行われる「講義」や「演習」との違いが意識されるとしたら、「実習」では黙っていても次から次へとさまざまなことが起きるでしょうが、「講義」や「演習」では、こちらが黙っていては何も始まらないというところでしょう。これまで何度もお話ししてきたように、「学ぶ」ということは、相互性の関係のなかで自らの経験が変容するということですし、「教える」ということは、そうした経験の変容、成熟、発展の過程に具体的にかかわるということにほかなりません。ですから、「実習」と違って、「講義」や「演習」では授業のなかにどのような「経験の場」を用意するのか、まずは一人ひとりの学習者のなかに何かを引き起こすようなこちらからのはたらきかけが必要になってくるということなのです。

けれども、あえて「講義」と「演習」との違いを強調してみると、「講義」には、どうしても授業者と学習者が対峙する格好で、こちらからのはたらきかけをきっかけに生まれたかかわりを中心に授業が展開されていくという特徴がありますが、「演習」は、きっかけを創り出すのはもちろん授業者であったとしても、学習者のなかに何かを引き起こすのは、「経験の場」そのものによるところが大きいといえるでしょう。つまり、学習者も、授業者も、その場に参画するすべての人を巻き込みながら創り出される「経験の場」自体が、学習者一人ひとりの学びを拓き、「為すことをとおして学ぶ」を可能にしていくところに、単なる「まねる」「なぞる」では味わえない「演習」の醍醐味があるのだといってもよいと思います。

では、そうした「経験の場」はどのようにデザインされるのか。以下では、「多重課題演習」を例に授業デザインの実際に触れてみたいと思います。

学びを拓く経験の場のデザイン

　Bさんの看護学校では、平成21年のカリキュラム改正以前から、国家試験を終え、卒業式を控えた3年生を対象に、より臨床に近い状況で看護の安全について考えることができるように、卒業前の安全教育の一環として「多重課題演習」を実施してきたそうです。そうしたなか、Bさんは「自分が主担当となり、前年度と同様の演習でいいのか、どういう演習がいいのか自分なりの組み立てを明確にしたいと思って6つの構成要素に取り組んでみた」そうです（図5）。

　今回対象となるのは旧カリの3年生で、新カリになるとこの演習の実施時期も変わってしまうそうですが、それだからこそなおのこと、新人看護師となっていく学生に、少しでも意味のある演習にしたいという思いもあったそうです。

図5：「多重課題演習」の授業デザイン

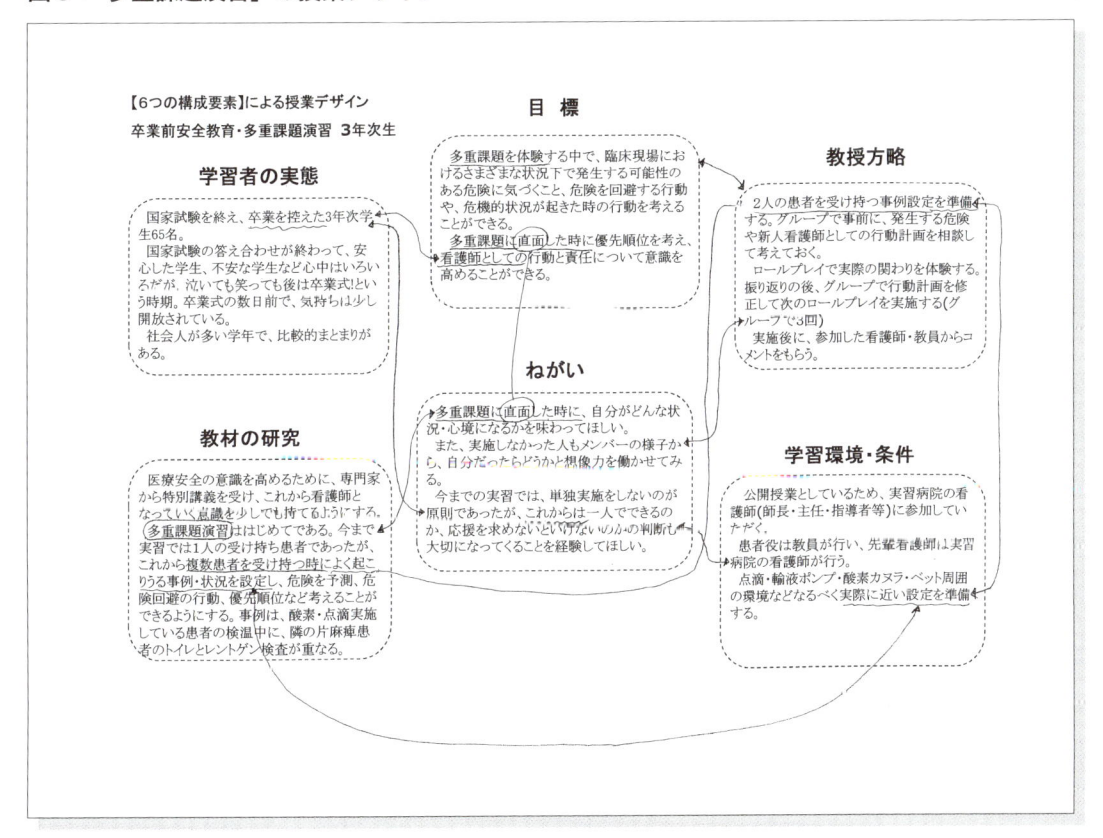

【6つの構成要素】による授業デザイン
卒業前安全教育・多重課題演習　3年次生

学習者の実態
国家試験を終え、卒業を控えた3年次学生65名。
国家試験の答え合わせが終わって、安心した学生、不安な学生など心中はいろいろだが、泣いても笑っても後は卒業式といった時期。卒業式の数日前で、気持ちは少し開放されている。
社会人が多い学年で、比較的まとまりがある。

目標
多重課題を体験する中で、臨床現場におけるさまざまな状況下で発生する可能性のある危険に気づくこと、危険を回避する行動や、危機的状況が起きた時の行動を考えることができる。
多重課題に直面した時に優先順位を考え、看護師としての行動と責任について意識を高めることができる。

教授方略
2人の患者を受け持つ事例設定を準備する。グループで事前に、発生する危険や新人看護師としての行動計画を相談して考えておく。
ロールプレイで実際の関わりを体験する。振り返りの後、グループで行動計画を修正して次のロールプレイを実施する(グループで3回)
実施後に、参加した看護師・教員からコメントをもらう。

ねがい
多重課題に直面した時に、自分がどんな状況・心境になるかを味わってほしい。
また、実施しなかった人もメンバーの様子から、自分だったらどうかと想像力を働かせてみる。
今までの実習では、単独実施しないのが原則であったが、これからは一人でできるのか、応援を求めないといけないのかの判断が大切になってくることを経験してほしい。

教材の研究
医療安全の意識を高めるために、専門家から特別講義を受け、これから看護師となっていく意識を少しでも持てるようにする。多重課題演習ははじめてである。今までの実習では1人の受け持ち患者であったが、これから複数患者を受け持つ時によく起こりうる事例・状況を設定し、危険を予測、危険回避の行動、優先順位など考えることができるようにする。事例は、酸素・点滴実施している患者の検温中に、隣の片麻痺患者のトイレとレントゲン検査が重なる。

学習環境・条件
公開授業としているため、実習病院の看護師(師長・主任・指導者等)に参加していただく。
患者役は教員が行い、先輩看護師は実習病院の看護師が行う。
点滴・輸液ポンプ・酸素カヌラ・ベッド周囲の環境などなるべく実際に近い設定を準備する。

Bさんは6つの構成要素に取り組んだ感想を次のように話してくれました。

「新人看護師には技術でできないことも多く、そういった技術の演習を卒業前に行っている学校もあるようですが、それは就職してから必ず研修で行われていることで、そういったものは卒後教育で経験できればいいのではと考えました。また、新カリキュラムでは、統合分野が新設されて、医療安全について学ぶことが示されていますが、そのことも視野に入れて、旧カリキュラムの学生も医療安全の意識を高めることが大切なのではないかと思いました。そのなかでも、今までの学生時代と明らかに違う、複数患者を受け持つなかでの安全をいかに考えるか、つまり多重課題での対応を考えていく、その意識を高めていくことが大切だと整理することができました。6つの構成要素に取り組むこと自体が、何が大切かを考え、演習内容を精選し、ねらいを明確にしていくことにつながって、よかったです」。

Bさんのことばからは、前年度はこうだったから今年度も…というように、安易に前のやり方を踏襲するのではなく、きちんと自分の考えを整理することで、「実現したい授業の方向」を明確にしていることが伝わってきます。

では、それを具体化する手立てとしては、どのような「経験の場」を準備・提供するのか。図5のなかの「目標」と「ねがい」のところには、いずれも「多重課題に直面した時に…」という表現が見られますが、「直面」ということばがキーワードとなって「経験の場」全体がデザインされていることがわかります。たとえば、「教材の研究」のところにある「複数患者を受け持つ時によく起こりうる事例・状況」というものが、「学習環境・条件」に記載されているように、「点滴・輸液ポンプ・酸素カヌラ・ベッド周囲の環境などなるべく実際に近い設定を準備する」だけでなく、「患者役は教員が行い、先輩看護師役は実習病院の看護師が行う」ことで、学生が「直面」する状況をより実際的な「臨場感」のあるものにするよう工夫がなされています。第3章-6で「学習環境・条件」があなどれないことについては詳しくお話ししましたが、Bさんが私たちに教えてくれるのは、どのような「経験の場」のなかで学生の「為すことをとおして学ぶ」を実現するかを考える際には、こうした「臨場感」のある場の設定を心がけることがとても大切になってくるということでしょう。

また、「教授方略」には「ロールプレイで実際の関わりを体験する」と記されていますが、ロールプレイで学生が遭遇する状況というのは、「一人の患者さんの検温中に、もう一人の患者さんが『トイレに行きたい』とナースコール

を押し、ベッドで起き上がろうとしている。そのとき先輩看護師から、『(検温中の患者さんが) CT に呼ばれているのでお願いね』と声をかけられる」という設定にしたそうです。そして、その下に「振り返りの後、グループで行動計画を修正して次のロールプレイを実施する」と書かれています。これは「事前学習としてグループで新人看護師の行動計画を立てておくことにしていますが、実際には考えたとおりには進まないはずなので、実施後の振り返りから、行動計画を修正することで、状況に応じた対応について考えられるような演習の展開を意図した」そうです。

いかがでしょう。実によく考え抜かれた手立てになっていますね。「臨場感」のある場のなかで、一人ひとりの学生に「切実感」を引き起こすような状況設定。さらに、「やってみてどうだったのか」「次にどうしたらいいのか」を自分たちで考えることができるような振り返りの時間の確保。それが保障されていることで、ただやりっ放しにするのではなく、演習全体が学生の学びを拓き、「為すことをとおして学ぶ」を可能にする「経験の場」としてデザインされていることがよくわかります。

臨場感・切実感が「演習」を変える

Bさんは、こうしてデザインした「経験の場」のなかに、自分自身もその場を構成するメンバーの一人として臨みました。そして、そのときに印象的だった学生の様子を次のように話してくれました。

「学生の学びは、当初考えた『目標』に沿ったものというよりは、いっぱいいっぱいになる、パニックになる、頭が真っ白になるというように、多重課題に遭遇したときの自分のありようについてがほとんどで、焦ってしまうとできることもできなくなるという経験ができたということだったと思います。また、観察者役として参加した学生も、自分だったらどうだろうとか、こうしたほうがいいかなとか、実際に体験する以上に考えることが多かったように思います。さらに、参加してくださった病院の看護師一人ひとりの感想や今後に向けてのアドバイス、参加した教員一人ひとりの卒業していく学生に対するねがいを、演習の最後に全員の学生に伝えるという分かち合いの場を設定しましたが、学生はいつになく真剣に一人ひとりのコメントを聞いていたように思いました」。

確かにあらためて図5のなかの「目標」のところを見ると、「〜ができる」ということが中心にあげられていますから、Bさんのいうように、「いっぱいいっぱいになる、パニックになる、頭が真っ白になる」といった学生の様子からすると、実際に学生に経験されていたことと、当初掲げた「目標」とは少し違っているのかもしれません。けれども、「泣いても笑っても後は卒業式！という時期」（学習者の実態より）に、そもそも学生が「直面」するに足る意味のある多重課題演習の場とはいかなるものかと考えると、むしろ「焦ってしまうとできることもできなくなるという経験ができた」ということのほうが、よほど大切な学びだったのではないでしょうか。「為すことをとおして学ぶ」演習の醍醐味というのは、こういうところにあるのだと思います。

　私は新人看護職員にかかわる教育担当の皆さんの研修にもたびたび顔を出しているのですが、新人看護職員の成長にとっては、できる技術の数よりも、自分にできないことをできないこととして先輩に助けを求められるということのほうが大きなハードルになっていると感じることがよくあります。そういう意味でも、今回の演習のように、多重課題に直面したときに自分にどんなことが起きるのかを臨床に出る前に学べたことは、とても意味があることだったのではないかと思います。

　実際、Bさんも演習が終わったあとに6つの構成要素に加筆しながら授業リフレクションを行ったことで（図6）、感想を次のように話してくれています。

　「多重課題演習は学生にとって、インパクトのある経験の場になっていたのだと思います。多重課題をただやりこなす課題と考えるのではなく、多重課題に直面したときに自分がどう振る舞うか、いっぱいいっぱいの自分やパニックになる自分など、自分がどうなるのかを知る演習であったことのほうがより一層大切であったのではないかと、6つの構成要素に書き加えてみて思いました」。

　図6を見ると、新たに書き加えられた学生の様子や演習中の気づきが、「ねがい」のところといくつも線で結ばれています。こうしてみると今回の演習は、「多重課題に直面した時に、自分がどんな状況・心境になるかを味わってほしい」「これからは一人でできるのか、応援を求めないといけないのかの判断も大切になってくることを経験してほしい」というBさんの「ねがい」に支えられた経験の場になっていたことは間違いありませんし、個々の学生の学びは、まさにそうした「ねがい」に叶うものでもあったのだといえるでしょう。

図6：演習終了後に加筆された「多重課題演習」の授業デザイン

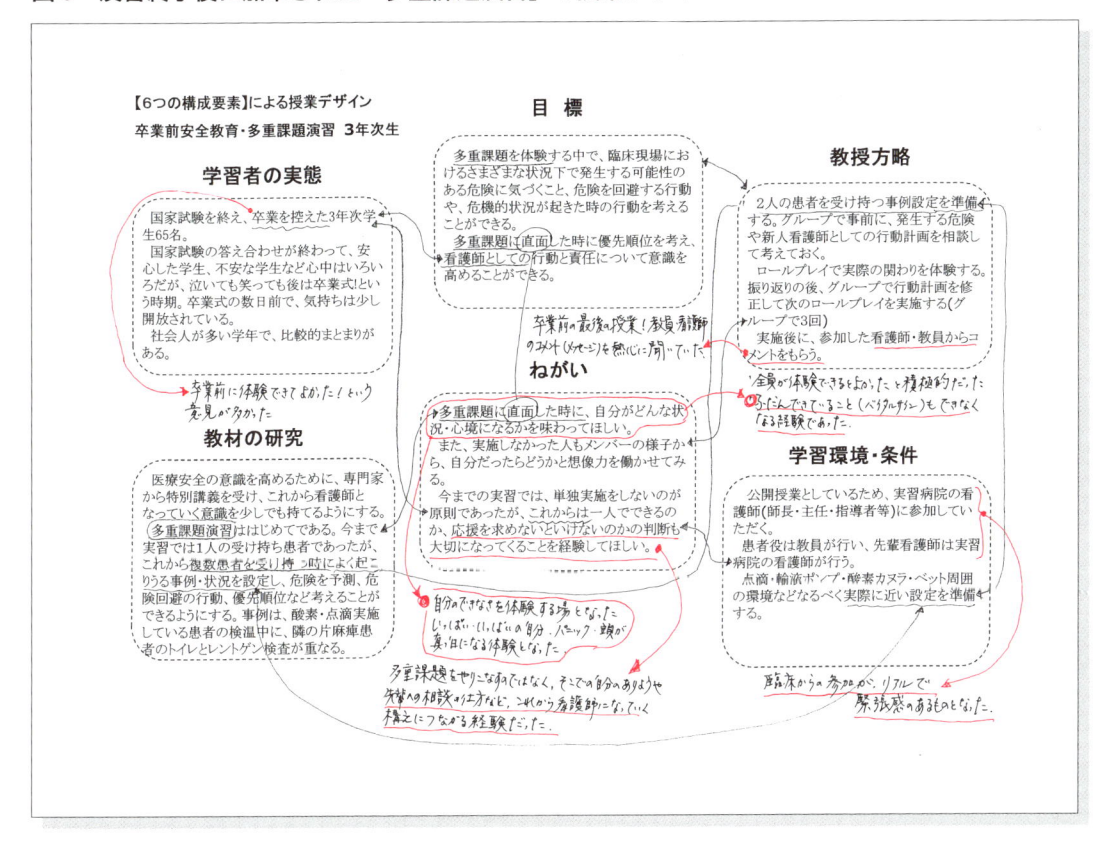

よかったですね。授業のなかで起きていることを振り返って確かめる、すなわち、授業リフレクションを行ったことで、Ｂさんは自分の授業のなかでの実感を確かな手応えにすることができたようです。

さらに、Ｂさんは次のようにも話してくれました。

「教員が患者役だっただけでなく、臨床からの参加があったことが、思った以上にリアルな場、臨場感・緊張感のある場につながり、先輩に相談していくことや相談の仕方まで考えていかないといけないことなど、これから看護師となっていくにあたって必要な姿勢を意識できるリアルな経験の場にすることができたことがわかりました。やる前に考えていた以上に意味のある演習になったことが確かめられて、うれしかったです。卒業生としてだけでなく、同じ看護師として、これから頑張っていってもらいたいな〜、という、なんだか暖かい気持ちになりました」。

臨場感・切実感が「演習」を変える　123

図6の右下のところにも、「臨床からの参加が、リアルで緊張感のあるものとなった」と書き込みがありますが、今回の演習ではBさんのいうような「リアルな場、臨場感・緊張感のある場」というものが、とても大事な意味をもっていたのだと思います。

　学生や授業者だけでなく、患者役の教員も、先輩看護師役の実習病院の看護師も、その場に参画するすべての人を巻き込んで生み出された「臨場感」が、リアルな緊張感を学生にもたらし、「いっぱいいっぱいになる、パニックになる、頭が真っ白になる」といった「切実感」が、学生のかけがえのない学びをもたらしたのだと思います。まさに臨場感・切実感が「演習」を変えるというのは、こういうことなんだと思います。

　そういえば、Bさんによると、学生は「いつになく真剣に」看護師や教員のコメントに耳を傾けていたということでしたが、それは学生のなかに「切実感」が充分に経験されていればこそでしょう。学生たちのなかにわき起こっている、「できない」「どうしたらいいのかわからない」「知りたい」「わかりたい」「できるようになりたい」という切実な気持ちが、「いつになく真剣に」聞こうとする姿に表れていたのだと思います。つまり、「切実感」は学生のなかに学びへの「必然」を生み出すということですね。

　また、最後にBさんは「卒業生としてだけでなく、同じ看護師として、これから頑張っていってもらいたいな〜、という、なんだか暖かい気持ちになりました」と話してくれていましたが、「暖かい気持ち」になれたのは、きっと「臨場感」のある経験の場を学生と共に経験して、一生懸命頑張っている学生たちの「切実感」を共有することができたからだと思います。そこには、教える人と学ぶ人、教員と学生といった境界は感じられません。何をどのように教えるのか、伝えるのかといった気負いも感じられません。前に「『世界』が教育する」（p.88）ということをお話ししましたが、今回の多重課題演習では、それこそBさんのデザインした「経験の場」自体が教育をしているのだといってもよいでしょう。学生も教員も実習病院の看護師も、それぞれが自分の役割を努めながらも全体として一つになって、臨場感のある「経験の場」を創り出すことができたからこそ、同じ看護師として、先輩が後輩を見つめるような「暖かい気持ち」にもなれたのでしょう。

　「為すことをとおして学ぶ」ということは、こうした「経験の場」において初めて可能になることのように思います。キーワードは「臨場感」と「切実感」でしたね。このことは、今回のような多重課題演習に限らず、技術演習をデザインするうえでもとても大切な視点となるのではないでしょうか。

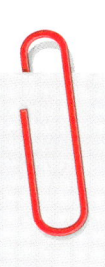

COLUMN
学生の「見る」を支えるもの

　よくありがちな「演習」の不思議として、デモンストレーションを「見ても見えない」という初学者のお話をしましたが、では、学習者の「見る」を支えるには何が必要になるのか、せっかくなので少しお話ししておくことにしましょう。

　たとえば、私の立ち会ったある看護学校の「清潔援助」の演習では、デモンストレーションをやめ、学生が自分たちで調べてきた援助方法をもとに「まずはやってみる」ことで、試行錯誤しながら学ぶということが行われていました。実は、この学校の先生方は、従来の演習のように最初にデモンストレーションやビデオを使って方法を示し、それを「まねる」という方法への違和感から、こうした演習のやり方をしているそうですが、そのきっかけとなったのは、卒業生に「学校でやる清拭と臨床でやる清拭は違いますよね」といわれたことが大きかったそうです。

　私が立ち会ったのは、臥床患者の「全身清拭」の前に行われた、顔・腕・首・腹部・胸部・背部・下肢…など、各部位の拭き方についての演習の場でしたが、学生たちはあーでもない、こーでもないと、調べてきた資料のとおりにやってもうまくいかないことや資料によって書いてあることが食い違っていることに戸惑ったり、患者役の学生がその都度「痛い」とか「冷たい」とか「ちょうどいい」ということばに一喜一憂したりしながら、どうしたら気持ちのいい拭き方ができるのかを一生懸命試行錯誤して考えていました。

　そうしたなか、学生の頭のなかが疑問でいっぱいになりかけたときに、そばを通りがかった先生をつかまえて疑問をぶつけている学生たちの姿にも何度か出くわしました。先生は「それならこうしてみたらどうかな」と患者役の学生を相手に、実際にやって見せるということをしていましたが、先生の一挙一動を食い入るように見つめる学生たちのまなざしには、それはそれは鬼気迫るものがありました。今ここで、わき起こっている疑問、知りたい・わかりたいという切実な気持ちが、こんなにも積極的なまなざしを生み出すものかと、こちらもワクワクしたのを今でも鮮明に思い出すことができます。従来のデモンストレーションのように、先生が口をすっぱくいっても、見ているんだか見ていないんだかはっきりしないような学生たちの姿とは大違いです。

　ただ「見ても見えない」。では「見える」ためには、学生の何が「見る」を支えるのか。「まずはやってみる」ところから始まるこの技術演習では、学生の「見る」を支えているのが、自分のなかに生まれた疑問や切実感、問題意識であったことがよくわかります。つまり、試行錯誤の繰り返しのなかで生じた、知りたい・わかりたいという「切実感」が、学生のなかに何を見たいのか、どこを見せてほしいのかをもたらし、「見たくて見る」「見たかったところが見える」につながっていくのだということです。こんな瞬間に、やって見せる幸運にめぐり会えた先生は、学生たちにとってヒーローですね。実際、「オーッ！」という学生の歓声を何度か私も耳にしました。まさに「為すことをとおして学ぶ」とはこういうことなんだと実感した技術演習でした。

4-4 「臨地実習」をデザインする
～今、ここで起きていることを大切にするために～

◻ 「臨地実習」のデザインの考え方

　「講義」や「演習」と違って、生身の患者に具体的に接することをとおして学生が看護を学ぶ「臨地実習」では、教員も指導者も、今、ここで起きたことに、そのときその場でどのようにかかわるかがことのほか重要になってきます。

　とはいえ、いくら起きたことにどうかかわるかが重要だとはいっても、その場しのぎの場当たり的な対応に終始するようでは「授業」とは呼べませんし、学生からの信頼を失うことにもつながりかねません。実際、その日の気分や感情にまかせてころころ変わる対応に翻弄され、患者さんのことよりも、教員や指導者の顔色のほうが気になって仕方がないという学生もいるようです。これでは、教員や指導者に対しての振る舞いを学ばせているようなものですね。

　いずれにせよ、今、ここで起きたことに臨機応変にかかわっていくためには、自分のなかに「実現したい授業の方向」が明確になっていることが大切なわけですから、「臨地実習」であっても大いに6つの構成要素を使ってデザインをしていただけたらと思います。

　ひょっとすると、先生方や指導者さんのなかには、「臨地実習」をデザインするなどというと、何が特別なことをしなければならないのではないかと思われる人もいるかもしれませんが、基本的な考え方については、本書のなかでこれまでお話ししてきたことと共通です。

　たとえば、「学習者の実態」のところには、実習グループのメンバーがどのような学生なのか一人ひとりあげてみてください。個々の学生のそれまでの状況や課題はどのようなものでしょうか。あるいはグループの人間関係はどうでしょうか。「学習者の実態」を考えていると、この実習をとおしてこんなことを学んでほしいといったように漠然と抱いていた「ねがい」が、この学生にはこんなふうに育ってほしいとか、自分はこんなことを大事にして学生にかかわっていきたいなといったように、より具体的なものになってくるでしょう。

　「目標」のところには、シラバスに記載されている実習目標があてはまるかもしれませんが、「学習者の実態」とつき合わせてみると、一人ひとりの学生

の目標が浮かび上がってくるかもしれません。すると、「教授方略」も、この学生はなるべく見守っているようにしようとか、この学生とはなるべく一緒にやるようにしようといったように、個別の指導方針が明らかになってきたり、グループの人間関係を考えるとカンファレンスはこんなふうに進めたほうがいいかもといったように、具体的な方法が思い浮かんだりするかもしれません。

「学習環境・条件」については、第3章-6で詳しくお話ししましたが、病棟の特徴や受け持ち患者さん、家族、スタッフ、師長、医師、他職種、さらに教員、指導者など、さまざまな人が「学習環境・条件」に影響を与えていることを考慮しておくことが大切になるでしょう。

ただ、「教材の研究」のところは少し注意しないと、この疾患からはこんなことが学べるはずといったように、こちら側の思い込みを強化してしまい、実際の指導場面では、学生をそこに無理矢理誘導するようなことにもなってしまいかねません。むしろ「臨地実習」では、今、ここで起きていることを学生自身が自分のことばで意味づけ、何が看護で何がそうでないかを自分自身でつかみとっていくこと[*10]が大事なんだということを忘れずに「教材の研究」に取り組むことで、この実習が学生にとってどのような「経験の場」となりうるのか、見通しをもってもらえたらと思います。

こうして、それぞれの要素の関連を自分の「ねがい」に照らしながら考えていくと、同時に「ねがい」、すなわち「実現したい授業の方向」も、よりいっそう明確なものになってくるでしょう。

4 「臨地実習」をデザインする

それでは、ここからはある看護学校の「成人看護学実習」を例に、授業デザインの実際を紹介したいと思います。

3年生の「成人看護学実習」で5名からなるグループを担当することになった看護教員のCさんは、6つの構成要素による「臨地実習」のデザインに挑戦しました（次頁、図7）。実は、今回の挑戦は私からお願いしたものでした。

皆さんもご承知のように、看護教員や実習指導者の養成講習会では、「実習指導案」なるものを何日もかけて学習するところが少なくないようですが、教員に、あるいは指導者になったあかつきに、果たして「実習指導案」を書いて実習に臨んでいる人がどれくらいいるのでしょうか。実際、私もこれまで研修や授業研究の機会をとおして、実習指導にも数え切れないほどたくさんかかわってきましたが、少なくとも「実習指導案」を書いて実習に臨んでいるとい

図7:「成人看護学実習」の授業デザイン

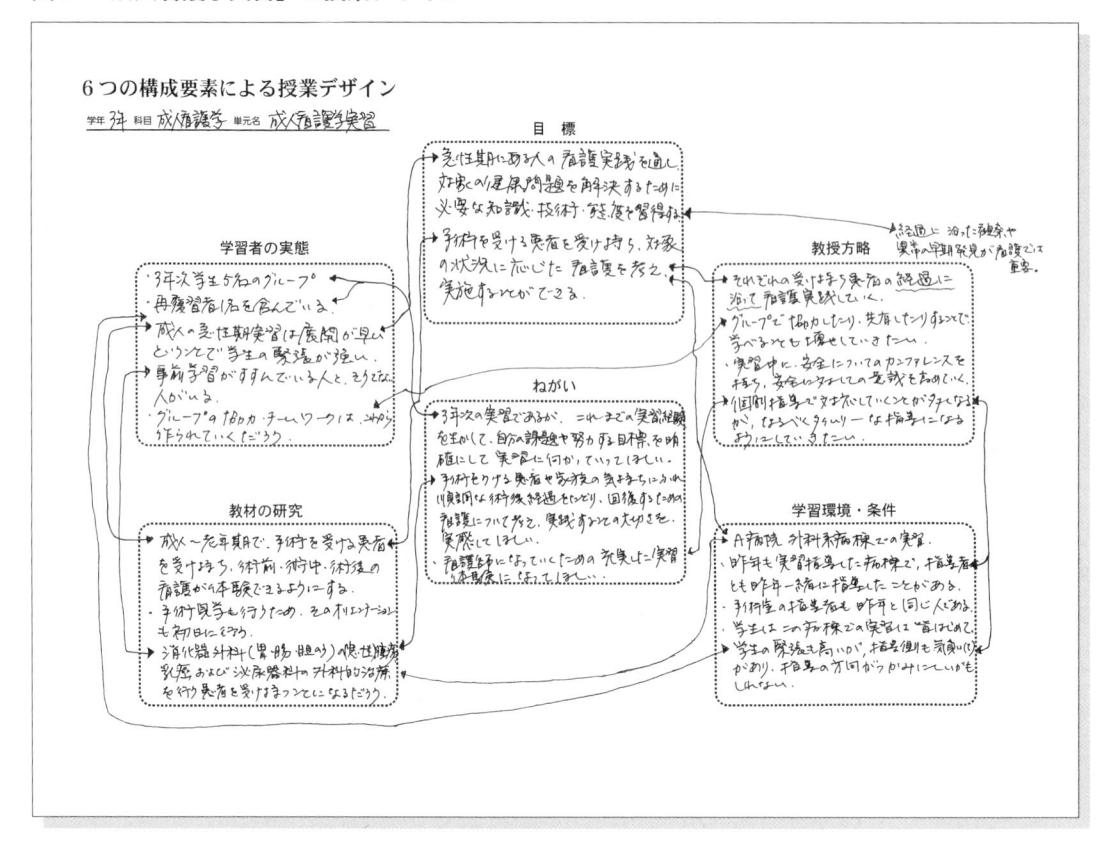

```
6つの構成要素による授業デザイン
学年 3年  科目 成人看護学  単元名 成人看護学実習
```

[手書きの授業デザイン図：目標、学習者の実態、教授方略、ねがい、教材の研究、学習環境・条件の6要素が配置され、相互の関連が矢印で結ばれている]

う先生にはまだ一人しか出会ったことがありません。また、書いて臨んでいるという指導者さんは今のところ皆無です。まあ、起きたことが勝負の実習指導では、当然といえば当然のことなのでしょうが、その意味ではご多分に漏れず「6つの構成要素による授業デザイン」を行ってから実習に臨むという人にも、まだ一度もめぐり会ったことがなかったわけです。

　もともと、藤岡も6つの構成要素を提案した時点で「臨地実習」は視野に入っていなかったので無理もありませんが、私としては6つの構成要素が実習指導にだって役立つことを主張したかったというか、それを証明してみせたかったというか、そんな幾分、邪(よこしま)な気持ちがあって、Cさんに白羽の矢を立てたというのが正直なところです。

　ちょっと、前置きが長くなってしまいましたが、私と同じで、Cさんもこれまでの「実習指導案」の考え方や、藤岡の示した「実習指導構想図」[*11]（5つの構成要素?!）にはしっくりいかないところがあったそうで、私の依頼を快く引き受けてくれました。

➡ 実習に臨むにあたってのデザイン

　Cさんは、6つの構成要素に取り組んでみた感想を次のように詳しく話してくれています。

　「実習指導で6つの構成要素を書くのは初めてでした。『目標』はシラバスなどに示されている実習目標がありますが、他の構成要素は普段あまり意識しないでやっているなと、書きながら思いました。特に『学習環境・条件』は実習病院の病棟の特徴によって違ってくるだろうなと思います。患者さんの疾患や特徴も、学生にとっては必要とされる事前学習に大きく影響しますから、これは『教材の研究』に結びつくものでもありました。

　また、病棟の指導者さんとの関係は、昨年一緒に指導をしたことがあったので、私は一緒に指導する感覚がつかめる感じがしたのですが、学生は毎回初めての指導者さんに接していくことも大変なことで、これは今まで表だって取り上げることはなかったかもしれませんが、実は実習のかなり大きな要素だなと思いました。学生の緊張も高いですが、指導する側の緊張や気負いも学生へのかかわりに影響が大きいものだとあらためて思いました。

　それから、『教授方略』を書いていて、一斉授業と違って実習は個別指導になるし、受け持ち患者さんの経過に沿って実施する援助も学びも違うことが、実習の特徴だなと思いました。急性期の実習で手術を受ける患者さんを受け持ち、その患者さんの手術見学に入ることも実習の大きなねらいですが、受け持ち患者さんは実習初日に決めるので、始まってからでないとわからない要素も大きいと思いました。実習メンバー5名それぞれの課題や努力目標などを事前に確認していましたが、この学生たちの実習を担当するのは初めてだったので、これからどう進んでいくかのな〜という思いでした。

　『ねがい』ですが、急性期実習という以外に、3年生の実習に対して、「充実した実習体験になってほしい」と自分が思っていることが、書いてみてはっきりしました。こういったことを意識して実習に臨みましたが……、実は実習中は日々のことでいっぱいで、6つの構成要素を意識することはあまりなかったのが正直なところです」。

　6つの構成要素に取り組んでみて、あらためて「臨地実習」とはどのような経験の場なのか、その特徴に気づけたことや、ひとまず「ねがい」を明確にして実習に臨むことができたことは、Cさんにとって何よりだったと思います。

けれども、「始まってからでないとわからない要素も大きいと思いました」「実習中は日々のことでいっぱいで、6つの構成要素を意識することはあまりなかったのが正直なところです」といったことばからは、ちょっぴりCさんに余計なことをお願いしてしまったのかなとも思いました。とはいえ、それがむしろ「臨地実習」の実際なんだろうなとも、あらためて実感しました。

そうしてみると、いわゆる「実習指導案」というのは、かなり無茶なことを要求しているような気がしてきます。習っても書く人がほとんどいないのは、そもそもその必要が感じられないからかもしれませんね。

→ 2週目に入るにあたってのデザインの見直し

その後、Cさんは2週目に入るにあたり、1週目で起きたことや気づいたことを6つの構成要素に加筆してみることにしたそうです（図8）。つまり、授業リフレクションと授業デザインの見直しを同時に行ったということですね。Cさんは、そのときのことを次のように話してくれました。

> 「実習が始まって1週間経つと、受け持ち患者さんが決まり、患者さんの手術予定や術後の経過でかなり個別の状況に合わせた指導が必要になってきていました。また、5人全体のこととしては、実習の進め方や指導の調整などのことがあって、前にお話ししたように6つの構成要素をあまり意識していなかったこともあり、もう一度見直して、1週目で特に気になったことを追加していきました。追加してみて、あらためて病棟スタッフへの報告、連絡方法などが指導上大切であると思いました。また、受け持ち患者さんの手術見学も全員できましたが、見学の目標の立て方や視点に偏りがあったことが確かめられ、それは次のクールに修正していくことができました」。

さらに、このタイミングでCさんは、実習グループのメンバー5人について、一人ひとり個別に6つの構成要素を書いてみたそうです。

> 「患者さんの手術予定や術後の経過でかなり個別の状況に合わせた指導が必要になってきたことからは、全体ではなく5人それぞれの6つの構成要素が必要になると思って、一人ひとり書いてみることにしました。すると、それぞれの学生の実態に合わせた『目標』『教授方略』『ねがい』などを自分がしっかりともっていることが明らかになってきて、そのおかげで指導が進めやすくなりました。実習指導はやはり個別指導の面が強いと感じました」。

図8：2週目に入るにあたって加筆された「成人看護学実習」の授業デザイン

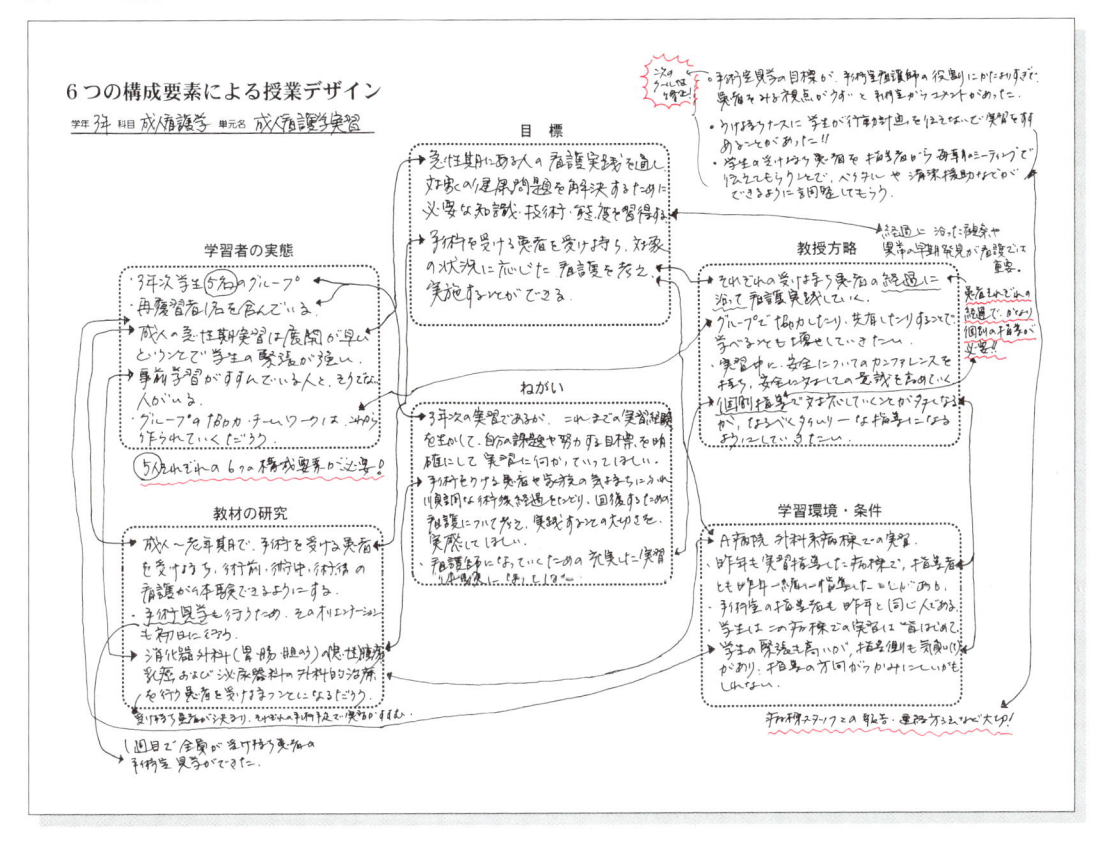

　図8を見ると、右上と左下のあたりに、1週目で起きたことや気づいたことが加筆されています。このように、実習の途中であっても、最初に書いた6つの構成要素に加筆していくと、2週目以降に臨むにあたっての課題が整理できたり、自分の「実現したい授業の方向」を再確認できたりするのはもちろん、次のクールに向けての修正の必要までもがしっかりと確認できるわけですね。

　さらに、学生一人ひとりの6つの構成要素については、具体的な学生の状況がかなり詳しく記載されているので、皆さんにお見せすることができないのが残念ですが、一人ひとりの状況に即した教育的なかかわりの方向が明確になっていく様子が、こちらにも手に取るように伝わってきます。一人ひとりに6つの構成要素を書いてみるというのは、学生の「今、ここで起きていること」に真摯に向き合おうとするCさんの必要から生まれたアイデアですが、この試みは、今後の「臨地実習」のデザインを考えていくうえで、みなさんにとっても大いに参考になるのではないでしょうか。負け惜しみをいうわけではありませんが、6つの構成要素を個別に書いてみるというのは私も考えていたことなの

「臨地実習」をデザインする　131

で、それが充分ありえる方法なのだということをＣさんに示してもらえて、うれしかったです。

　また、Ｃさんはその後、一人ひとりの６つの構成要素にその都度気づいたことを加筆しながら、一人ひとりの学生への指導方針を確かめ、日々の教育的なかかわりへとつなげていったそうです。実際、見せていただいた個々の学生の６つの構成要素には、日付を付けて、具体的な学生の様子や先生の気になったことなどが記されていますから、あとから見返しても、その学生への指導のプロセスをたどることができますし、同時にその学生の変化や成長をたどることもできます。すごいですね。まるで、生きて動いている授業のデザインのプロセスが丸ごと記録された宝物のようです。

　もちろん、すべての実習で毎回こうしたことを一人ひとりの学生に対して行うのは大変かもしれませんが、このようなやり方があることは知っておいても損はないと思います。たとえば、全員でなくても、特に気になる学生について６つの構成要素を書くようにしてみるだけでも、Ｃさんがいうように「指導が進めやすくなる」かもしれませんからね。

実習全体のリフレクション

　こうして、３週間にわたる実習を終えたＣさんは、２週目に加筆した６つの構成要素に再び加筆して、今回の実習全体のリフレクションを行いました（図９）。以下は行ってみてのＣさんの感想です。

　「終わってみれば、全員一日も休まず頑張ったなあと思えました。緊張のなかにもそれぞれ頑張ったことや、頑張れなかったこともあったけれど、途中、個別に６つの構成要素を書いたことで、よかったことや課題もよく見えたと思います。個別指導の面が強い実習ですが、実習終了時の学生たちの表情を見ていると、グループの力や相互性も大事だったなあと思いました。学生には終わってホッとしたという面もありますが、大変だと思っていた急性期実習をやり遂げた充実感もあったのではないかと思いました。
　私も６つの構成要素で途中も確かめつつ進めていたので、迷いとか心残りといったことや、ひっかかるところもなく、すっきりとした感じで実習を終えることができたように思います。自分の『ねがい』にあった、看護師となっていくための充実した実習体験になっていたのではないかと思います。実習を終え、あらためて振り返ってみて、こういったことが確かめられてよかったです」。

図9：実習終了後に加筆された「成人看護学実習」の授業デザイン

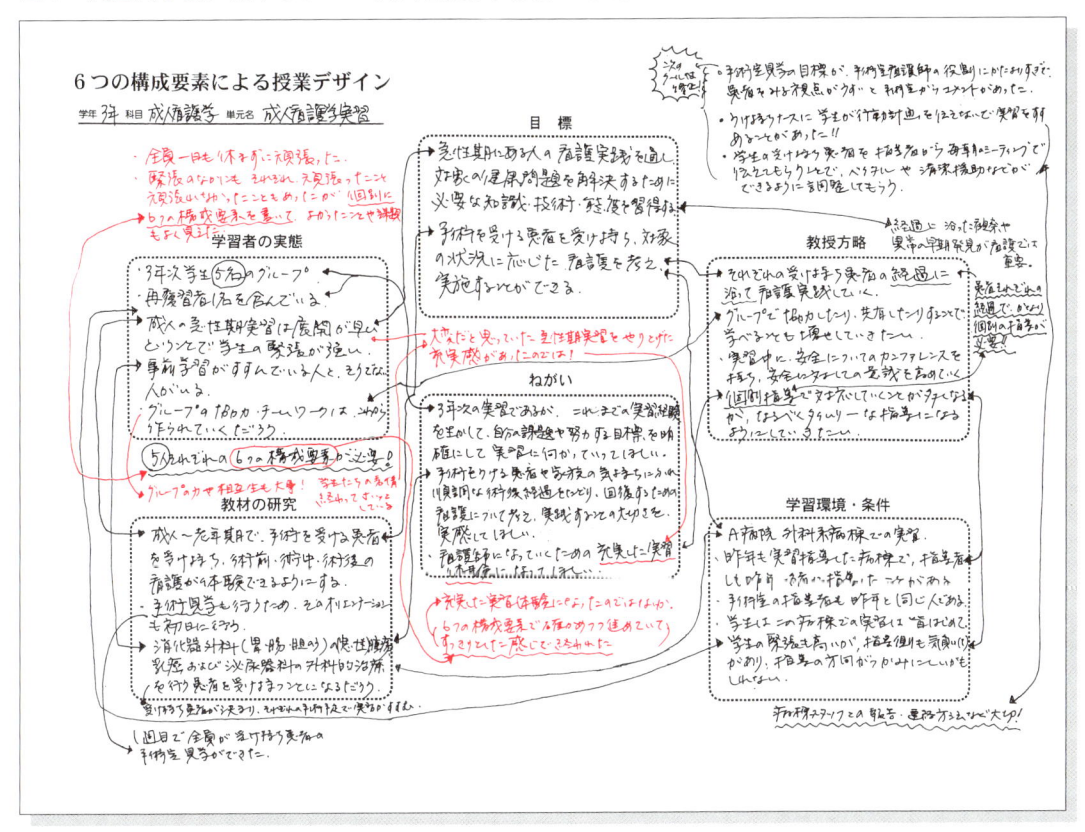

今、ここで起きていることを大切にするために

よかったですね。私もCさんが「すっきりとした感じ」で実習を終えることができてホッとしました。「6つの構成要素で途中も確かめつつ進めていた」ことで、指導に戸惑いを感じるような場面があったとしても「実現したい授業の方向」を見失うことなく、今、ここで起きていることを大切にしながら目の前の学生とかかわっていくことができたのだと思います。

自分なりに指導の記録を工夫しているという先生方も多いとは思いますが、今回Cさんが実践してくれたように、リアルタイムで6つの構成要素に加筆修正を行いながら実習を進めていくというのも一つの方法です。とりわけ、実習指導に不慣れな時期や、不安や戸惑いを感じるようなときにはいいかもしれませんね。単なる感情や思いつきにまかせた行き当たりばったりの指導ではなく、今、ここで起きていることを大切に、「実現したい授業の方向」を軸に一貫性を保った教育的なかかわりができれば申し分ないといえるでしょう。

4-5 「院内研修」を変える
～自分の経験に学ぶ場のデザイン～

実践家の学びを支える「院内研修」

そういえば、講義・演習・実習だけでなく、人と人との間に生まれる教育的なかかわり全般を含めて、私が「授業」ということばを使っていることは、本書の最初にお話ししましたね。そんなふうに私は「授業」という営みを広く考えていますから、数百人を相手にホールで行う講演も私にしてみれば授業ですし、個別指導のような教育的なかかわりの場面もみんな授業です。

ですから、看護教員や実習指導者の皆さんだけでなく、院内で教育に携わっている看護師の皆さんにも、研修会をデザインしたり、新人や後輩への教育的なかかわりの方向を明らかにしたりするときに、6つの構成要素をどんどん活用していただけたらうれしいです。

「院内研修」というと、新採用職員研修、2年目研修、3年目研修、リーダー研修、中堅研修、主任研修、師長研修など、看護師の成長・発達に合わせて組み立てられたものから、専門領域にかかわる研修、あるいは最近ではキャリア・ラダーに合わせた研修など、それぞれの病院でさまざまなものが工夫され、行われていると思います。

けれども、どういった「院内研修」をデザインするにしても、それを講義や演習のかたちで行うのであれば、そこにどのような「経験の場」を用意するのか、まずは一人ひとりの受講者のなかに何かを引き起こすような、こちらからのはたらきかけが必要になってくるのは、これまで紹介してきた「講義」や「演習」の授業デザインと一緒です。また、新人看護職員を一人ひとり個別に指導していくのであれば、「教育的なかかわりの方向」を明確にしておくことが大切になってくるのは、「臨地実習」の授業デザインと共通です。

とはいえ、看護師になって1年も経てば、立派にもう「実践家」の仲間入りですから、折々に専門的な知識や技術を更新していくような研修も必要だとは思いますが、それだけではなく、自分の行った看護の経験を自分のことばで語り、自分で意味づけていけるような学びの機会を「院内研修」としてデザインしていく視点がとても重要になってくると思います。

よく「成人学習」の特徴[*12]として、学習者の自己主導性（あるいは自己決定性）や、学習者の経験が貴重な学習資源となることがあげられますが、このことは、看護師や教師といった「実践家の学び」にも通じる大事な視点の一つです。つまり、人から何かを教わったり習ったりする受け身的な学習ではなく、自分の実践をよりよいものにしていきたいというねがいや、実践のなかで生じたひっかかりや問題意識に導かれるようにして、対象とのかかわりに学ぶ、自分の実践に学ぶ、自分の経験に学ぶ、というような主体的かつ積極的な学習が「実践家」にとっては大切だということですね。

とりわけ、「実践家の学びと成長」については、前著『看護教育を拓く授業リフレクション～教える人の学びと成長～』のなかで詳しくお話ししましたので、ご覧になっていただければと思いますが、ここでは「実践家の学び」にとって特に大切になる視点だけをあげておくと、次の3つになります[*13]。

- 答えは、自分の実践の外にではなく、自分の実践のなかにある
- 自分のもっている枠組みを問い直す
- 「臨床の知」の獲得

実は、こうした「実践家の学び」を支援する授業研究方法が、私たちの提案してきた「授業リフレクション」ですし、そこから発展した「看護実践のリフレクション」[*14]でもあるわけです。こうしてみると、新人や後輩への教育的なかかわりや、自分の看護実践をリフレクションできるような場を「院内研修」のなかに位置づけることができたら素敵だということですね。

それでは、ここからはある病院で行われた「プリセプター研修」を例に、授業デザインの実際を見てみることにしましょう。

自分の経験に学ぶ場のデザイン

院内で教育委員をしているDさんは、7月と11月の2回にわたって行われる「プリセプター研修」に臨むにあたって、6つの構成要素に取り組みました。

Dさんは、かつて実習指導者をしていたときに、カード構造化法[*15]による実習指導のリフレクションを1年間に3回経験したことで、教える人としての自分自身の成長を確かめることができました。最初は不安でしかたがなかった実習指導でしたが、リフレクションを重ねることで、自分の視点が整理され、安心して指導に臨めるようになっただけでなく、指導にやりがいを感じること

もできるようになったそうです。

　その後、教育委員となったDさんは、「プリセプター研修」を企画・担当することになりました。そこで、「プリセプター研修」をデザインするにあたっては、自分がリフレクションの経験をとおして得た実感から、プリセプターが自分のプリセプティへのかかわりをリフレクションできるような場にしたいと考えましたが、限られた時間のなかでカード構造化法によるリフレクションを行うのは少し難しいのではないかと悩んでいたそうです。

　そんな折、相談を受けた私も一瞬考え込んでしまいましたが、それならばと、Dさんに「イメージマップ」[*16]（図10）を使ってみることを提案しました。

→ プリセプター研修に向けての「教材の研究」と「教授方略」の検討

　イメージマップというのは、図10にあるように、用紙中央の楕円のなかに置いたことばから、最初に思い浮かんだことばをまっすぐ上の長方形のなかに書き込み、そのことばから思い浮かんだことばをさらに枝を伸ばして書き込み、またそのことばから…というように、どんどん枝を伸ばしていって、もうこれ以上思い浮かばなくなったら、再び中央の楕円のなかのことばに戻って、そこからまた思い浮かんだことばを順番に書いていき、枝を伸ばしていくというふうにして作ります。こうして、思い浮かぶだけ枝を伸ばし終わったら、全体を

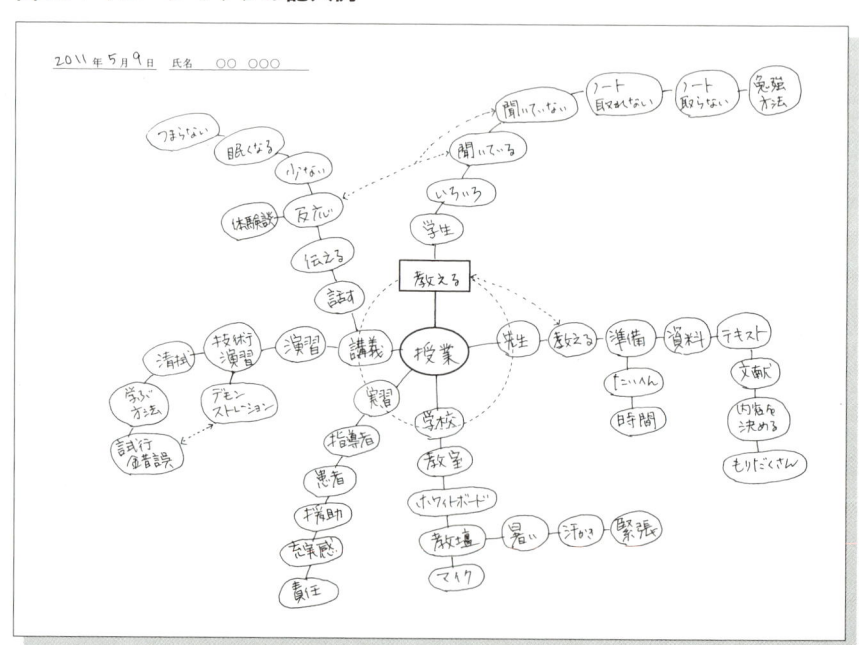

図10：イメージマップの記入例

眺めてみて、中央の楕円のなかに置いたことばについて、今の自分がどのようなイメージをもっているのかを確かめるのが、イメージマップという方法です。

図10の記入例は、「授業」についてのイメージマップですが、こうしてみると、自分が「授業」について現時点でどのようなイメージをもっているのかを自分で確かめることができます。また、期間をおいて同じ「授業」についてイメージマップを作って比較してみることで、自分自身のイメージの変化を知ることもできますから、私も1年間にわたって学生とかかわることができる教員養成の講義では、初回と最終回に「授業」についてイメージマップを書いてもらって、一連の講義をとおしての学びや自分自身の変化・成長を確かめてもらうようにしています。

私の説明を聞くだけでは、はじめはピンとこなかったDさんも、その場で実際にやってみてもらうと、かなり好感触を得たようで、病院に持ち帰って他の教育委員と相談してみるということになりました。

このようないきさつで、できあがったのが図11の6つの構成要素です。

図11：「プリセプター研修」の授業デザイン

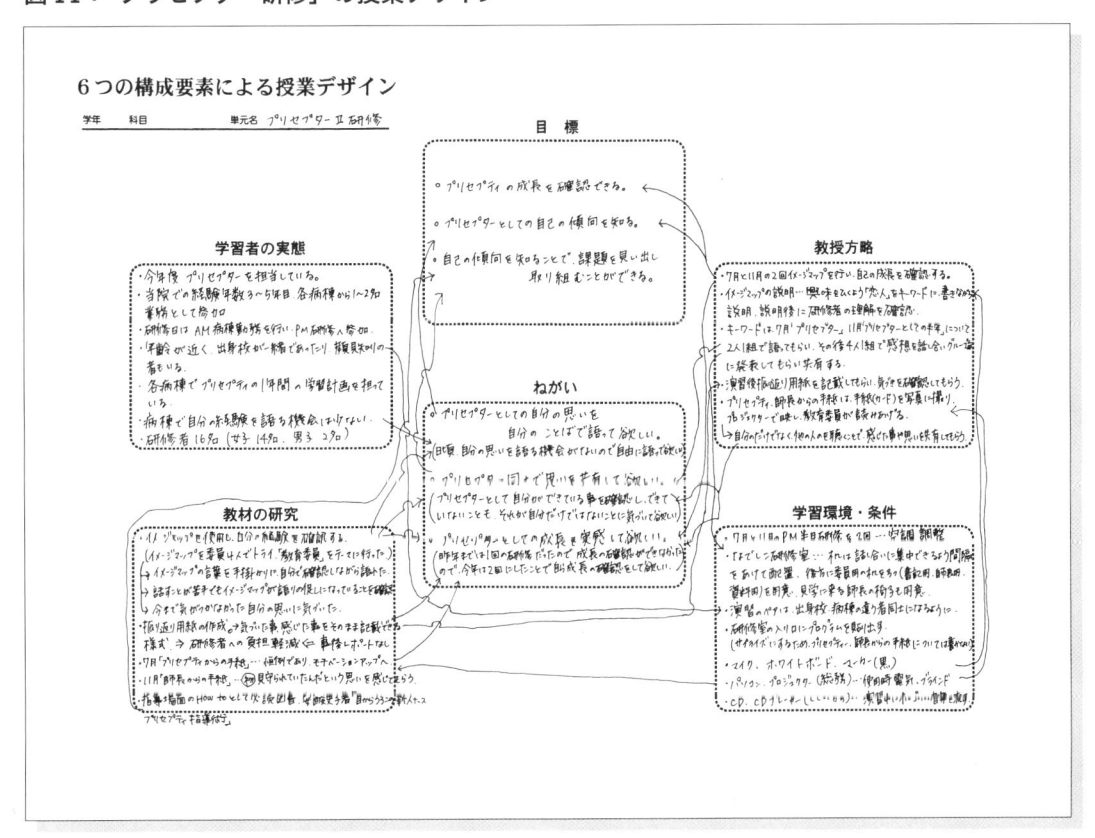

「院内研修」を変える　137

図11のなかの「教材の研究」のところには、「イメージマップを委員4人でトライ」とあるように、どうやらDさんは病院に戻って、何はともあれ教育委員の自分たちがイメージマップに取り組んでみることで、「イメージマップの言葉を手掛かりに、自分で確認しながら語れた」「話すことが苦手でもイメージマップが語りの促しになっている」「今まで気がつかなかった自分の思いに気がついた」など、実際に受講者にどのような経験が為されそうなのかを確かめてみたようです。このように、学習者に用いる前に実際に自分でやってみて、「どんな学びの可能性が期待できるのか？」、あらかじめ充分に吟味しておくというのも、「教材の研究」の大事な視点の一つだといえるでしょう。

　さらに、「教授方略」のところを見てみると、「イメージマップの説明…興味をひくよう『恋人』をキーワードに、書きながら説明。説明後に研修者の確認」とあるように導入にも工夫が凝らされています。後日、Dさんから聞いたところによると、この導入を考えるのにも、模造紙にあらかじめ書いておいたイメージマップを貼り出して説明するか、それとも書きながら説明するかで、受講者のワクワク感も変わるのではないかと、実際にやってみて決めたそうです。また、「恋人」ということばからどのようなことばが次々につながって出てくるとおもしろそうかもあらかじめ考えて、研修の当日は臨場感を出すために、何も見ないでその場で書けるように練習までしたそうです。すごい念の入れようですね。そういう意味では、「学習環境・条件」のところに「演習中にオルゴールの音楽を流す」とまで書いてあって、そこまで考えるのかと驚かされました。学校の先生も顔負けの授業デザインですね。なんだか教育委員のメンバーが、あーでもない、こーでもないと、少しでも受講者にとって意味のある楽しい研修の場にしようと、ワクワクしながら知恵を出し合っている様子が目に浮かんでくるようです。

　以下は、6つの構成要素に取り組んでみたDさんの感想です。

　「担当委員で研修内容を検討していたときには、思いつきだったような意見が、6つの構成要素を書くなかで、どの意見にもしっかりとそこにたどり着くまでの考えがあり、自分たちの思考の過程やそれぞれのつながり、関連がよくわかり、構成要素の場所が違っていても、最終的にはどれもが『ねがい』に矢印が向かっていることに気がつきました」。

　Dさんは6つの構成要素に取り組むのも初めてだったそうですが、「最終的にはどれもが『ねがい』に矢印が向かっている」というのは、まさに「ねがい」

を中心に全体として調和のとれた授業デザインができた証しだといってもよいでしょう。たいしたものですね。

➡ 7月に行った研修のリフレクション

こうして、Dさんは7月の研修に臨みました。そして、研修終了後に、受講者の様子や気づいたこと・感じたことなどを、6つの構成要素に加筆しながらリフレクションを行いました（図12）。以下がそのときのDさんの感想です。

「研修を終了し、アンケートなどを集計し、研修評価をしてしまえば、それで終わりになってしまうことが多くありますが、今回は6つの構成要素に加筆していくことで、実際の研修中は、その場その場の対応に追われているため、なんとなく過ぎ去ってしまっていたこと（たとえば、休憩を各自に任せていたら、誰も休憩を取っていなかったこと）や、気づけなかった細部の振り返りができ、そのことを次の11月の研修に反映することもできました」。

図12：7月の研修終了後に加筆された「プリセプター研修」の授業デザイン

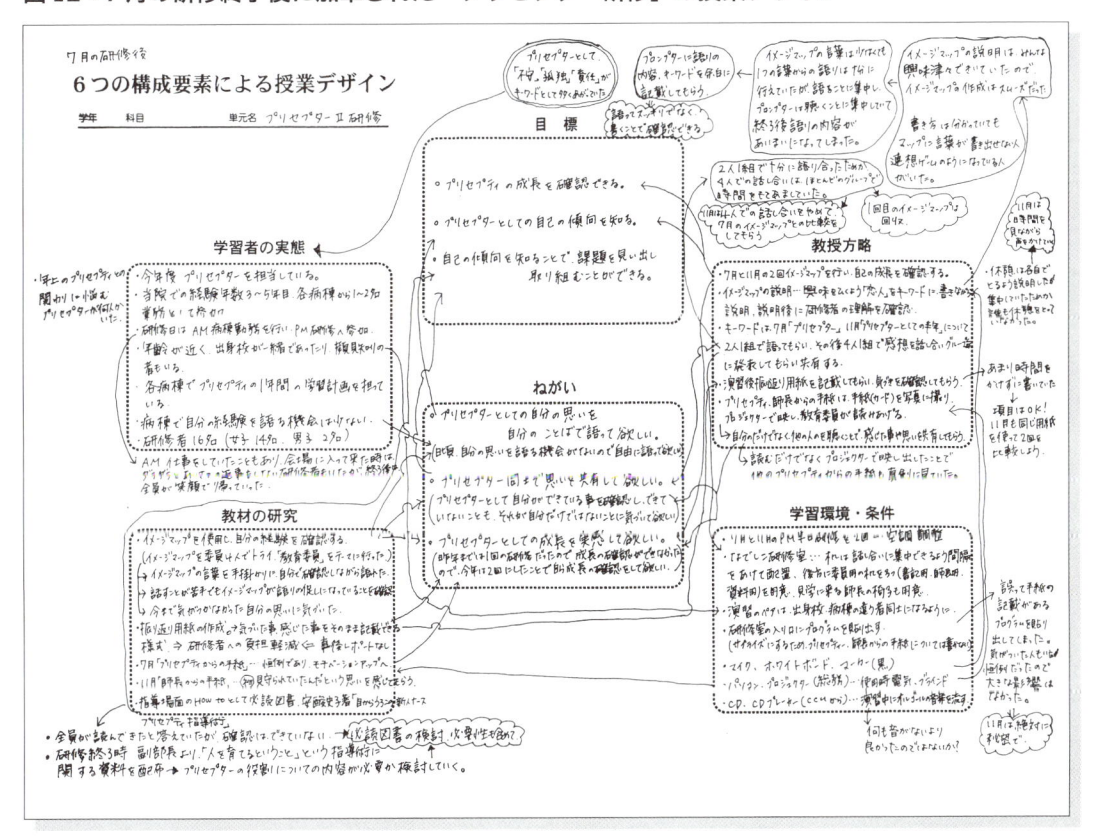

よかったですね。実際、図12のなかには、たとえば「会場に入って来た時は、ダラダラとあいさつの返事もしない研修者もいたが、終了後は全員が笑顔で帰っていった」というように研修の手応えや、「2人1組で十分に語り合ったためか、4人での話し合いはほとんどのグループで時間をもてあましていた」→「11月は4人での話し合いをやめて7月のイメージマップとの比較をしてもらう」といったように当初の計画を見直し、次回に向けての具体的な改善策なども記されています。つまり、6つの構成要素に加筆することで、授業リフレクションと授業デザインの見直しが同時にできたということですね。

→ 11月に行った研修のリフレクション

では、11月の研修はどうだったのでしょうか。図13はさらに、11月の研修終了後に加筆された6つの構成要素です。

図13には、「7月より元気な様子で集合」「自分中心の振り返りからプリセプティの成長中心に変化している」「同じペアで2回行ったのでお互いの成長

図13：11月の研修終了後に加筆された「プリセプター研修」の授業デザイン

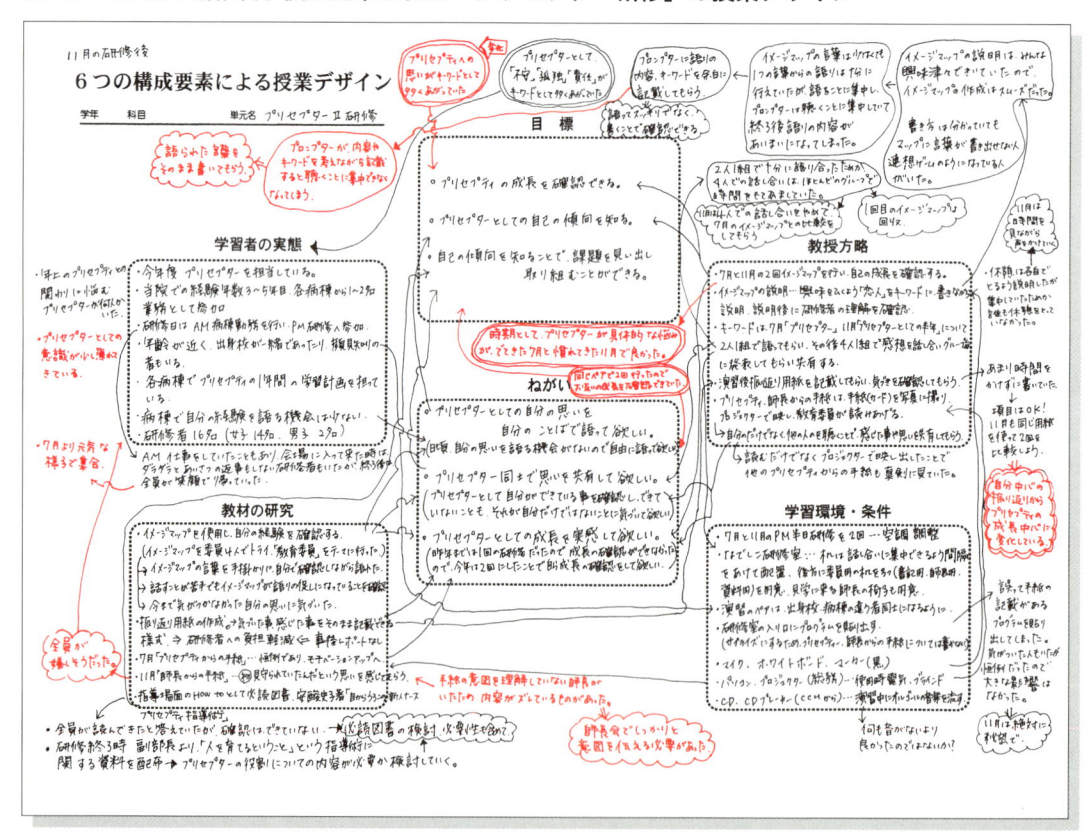

を確認できていた」「全員が嬉しそうだった」といった書き込みがいたるところに見られます。また、図13の上のほうの書き込みからは、イメージマップも7月の時点で「『不安』『孤独』『責任』」が大半だったものが、11月の時点では「プリセプティへの思い」へと大きく「変化」していることがわかります。

受講者にとっても研修を担当したDさんにとっても、さぞかし今回の「プリセプター研修」は有意義なものとなったことでしょう。Dさんは次のように感想を話してくれています。

「研修を重ね、6つの構成要素に書き加えていくことで、当初考えていた『ねがい』の奥に、もっと軸となる自分でも気がつかなかった『ねがい』があることに気づくことができました。最初に書いた『プリセプターとしての自分の思いを自分のことばで語って欲しい』『プリセプター同士で思いを共有して欲しい』『プリセプターとしての成長を実感して欲しい』の3つは、研修を終了した今でも変わらないのですが、その裏では、前年度の研修者の反応や、プリセプターの経験者から『もう二度とプリセプターなんてやりたくない』『楽しくなかった』『大変だった』という感想を聞いていて、プリセプターという役割は嫌なもの大変なものと思われているのだと感じていました。けれども、2回の研修終了後のアンケートに『プリセプターをやってよかった』という感想があり、『私のねがいは、これだったんだよ‼』と、ことばではうまく表せなかったホントの『ねがい』をみつけることができたような気がしました」。

担当者のねがいが「院内研修」を変える！

なるほど。Dさんは受講者に「プリセプターをやってよかった！」と思ってほしかったんですね。それは、自分がかつて得た「実習指導者をやってよかった！」という実感と同じような気持ちを、受講者と分かち合いたかったのかもしれませんね。学生や新人に「教えることをとおして自分も育つ」という実感は、自分の行った指導の経験を自分のことばで語り、自分で意味づけていけるような学びの機会が保障されてこそ、初めてもたらされるものだと思います。

単なる役割として研修を担当するのではなく、根底にそうした「ねがい」があったからこそ、今回のような「プリセプター研修」が実現したのだといってもよいでしょう。Dさんが教えてくれたように、「院内研修」を実践家の学びを支える場へと変えるのは、何よりも担当者の「ねがい」だということですね。

引用・参考文献

＊1 藤岡完治：授業をデザインする．成長する教師；教師学への誘い，金子書房，1998，p.8-23．
＊2 目黒悟：子どもと教師が生きる授業デザイン．21世紀を生き抜く学級担任②；学びを育てる授業デザイン，ぎょうせい，2002，p.113-133．
＊3 目黒悟：看護教育を拓く授業リフレクション；教える人の学びと成長，メヂカルフレンド社，2010，p.36-47．
＊4 ドナルド・ショーン著，佐藤学，秋田喜代美訳：専門家の知恵；反省的実践家は行為しながら考える，ゆみる出版，2001．
＊5 前掲書＊3，p.70-77．
＊6 藤岡完治：関わることへの意志；教育の根源，国土社，2000，p.84-96．
＊7 前掲書＊3，p.132-139．
＊8 目黒悟：教える人としての私を育てる．屋宜譜美子，目黒悟編著：教える人としての私を育てる；看護教員と臨地実習指導者，医学書院，2009，p.194．
＊9 N・R・ハンソン著，村上陽一郎訳：科学的発見のパターン，講談社学術文庫，1986．
＊10 目黒悟：学生が看護を学ぶとはどのようなことなのか．屋宜譜美子，目黒悟編著：教える人としての私を育てる；看護教員と臨地実習指導者，医学書院，2009，p.43-56．
＊11 藤岡完治：臨床実習における教育的関わり．藤岡完治，他：学生とともに創る臨床実習指導ワークブック，第2版，医学書院，2001，p.57．
＊12 マルカム・ノールズ著，堀薫夫，三輪健二訳：成人教育の現代的実践；ペダゴジーからアンドラゴジーへ，鳳書房，2002．
＊13 前掲書＊3，p.133．
＊14 前掲書＊3，p.132-139．
＊15 前掲書＊3，p.24-35．
＊16 藤岡完治：看護教員のための授業設計ワークブック，医学書院，1994，p.7-11．

第 5 章

授業デザインと
カリキュラム

5-1 カリキュラムとは
〜学びの履歴を紡ぐということ〜

授業デザインとはどのような営みなのか

　ここまでお付き合いくださった読者の皆さんには、これまで本書で取り上げてきた「授業デザイン」というものが、"授業の準備がすめば、あとは授業するだけ！"といったような単純なものではなく、授業のなかでも、授業が終わったあとにも続いていくものだということをご理解いただけたのではないかと思います。でも、念のため、授業デザインとはどのような営みなのか、もう一度おさらいしておくことにしましょう。

→ 授業に臨むにあたっての授業デザイン

　授業というのは、授業者と学習者のかかわりによる「変化」が前提ですから、講義や演習だけでなく、臨地実習も、今、ここで起きたことに、そのときその場でどのようにかかわるのかが勝負です。また、黙っていても次から次へとさまざまなことが起きる臨地実習と違って、講義や演習では、こちらが黙っていては何も始まらないわけですから、授業のなかにどのような「経験の場」を用意するのか、一人ひとりの学習者のなかに何を引き起こすのかといった、こちらからのはたらきかけがとても重要になってきます。さらに、授業をとおして学習者をどこに連れていきたいのかがあいまいなままでは、起きたことや引き起こしたことへの対応も、その場しのぎのものになってしまうでしょう。

　授業に臨むにあたって、あらかじめ自分のなかに「実現したい授業の方向」を明確にしておくことの大切さがここにあります。「授業デザインの6つの構成要素」は、とりわけ、こうした教える人にとっての授業の準備を支援することに主眼があったわけですね。でも、授業デザインはここで終わるわけではありませんでした。

→ 授業のなかでの授業デザイン

　第4章-1で取り上げた「看護におけるコミュニケーション」のリフレクションシートが物語っているように、授業者は、授業のなかでも授業デザインをし

ています。

　あらかじめ立てた計画（当初Plan）どおりに授業をするだけなら、何も授業のなかで授業デザインをする必要はないと思います。一方的だの強引だのといわれようが、学習者の様子は見て見ぬふりして進めれば、授業は計画どおりに終えられるはずです。もちろん、これでは「生きて動いている授業」だなんていえませんけどね。

　こうした授業に対して、私たちが目の前の学習者と共に授業を創っていくということを本当に大事にしたいと思うなら、授業のなかでの見取り（See）をどのように次のはたらきかけへと、さらに、次の授業展開へとつなげていくかが、とても重要になってきます。つまり、あらかじめ立てた計画（当初Plan）に縛られず、見取ったこと（See）をもとに、リアルタイムで計画を柔軟に見直していけることが大切だということです。

　授業者が授業のなかでも授業デザインをしているということは、授業者が臨機応変に学習者とかかわることができている証しです。また、ひとくちに授業は授業者と学習者のかかわりによって「変化」するとはいっても、それが行き当たりばったりの変化ではなく、「実現したい授業の方向」を軸に、授業者が学習者の事実と向き合い、学習者に即してはたらきかけを繰り返していった結果としての変化であれば、いかに最初に立てた計画とは違った展開になったとしても、計画と実際の間に起きたズレは積極的に肯定されるものなのです。生きて動いている授業にズレはつきものだということですね。

授業が終わったあとに続く授業デザイン

　さらに、授業デザインは授業が終わったあとにも続いていきます。今、ここで授業者と学習者に経験されている授業は一回性の場であっても、そこでの経験は次の時間の授業へと、さらに今後の授業へと続いていくものだからです。

　ここでのキーワードは、「授業のなかで起きていることを振り返って確かめる」、すなわち授業リフレクションでした。

　授業のなかで起きていることを振り返って確かめることによって授業者にもたらされる「気づき」は、次の授業や今後の授業を考える手がかりとして、授業者のなかに「何をする必要があるか」「どうしていきたいか」を生み出します。つまり、「授業デザイン」は、「授業リフレクション」をとおしてすでに始まっているということです。

　このように、教える人にとって授業リフレクションは、授業デザインと分かちがたく結びついた一つの営みでもあるわけです。

カリキュラムとは　145

授業デザインとカリキュラム

いかがでしょう。授業に臨むにあたっても、授業のなかでも、授業が終わったあとにも続いていくという授業デザインの全体像を再確認していただけたでしょうか。ようするに「授業デザインは終わらない」ということなのです。とはいえ、本書もいよいよこの第5章を残すのみとなりました。そこで、最後に授業デザインとカリキュラムの関係についてもお話ししておきたいと思います。

そのためにも以下では、まず「カリキュラム（curriculum）」ということばの意味を確認しておくことにしましょう。

→ カリキュラムということばの意味

臨床の皆さんにとっては、カリキュラムということばはあまり身近ではないかもしれませんが、初耳ということでもないと思います。たとえば、看護学生だった頃を思い起こしてもらえれば、「カリキュラムガイダンス」といったような呼び名の冊子があって、そこに教育課程の概要（教育の理念や目標、各年次の教育内容や到達目標、授業の進度表など）や各科目のシラバスなどが載っていたのが思い出されるかもしれません。一方、3年課程や2年課程の看護学校の先生方は、つい最近もカリキュラム改正を体験したばかりですから、「ことばの意味を確認するなんて、何をいまさら」と思われるかもしれません。

ただ、皆さんがここで頭に思い描いているカリキュラムというのは、「教育課程」や「教育計画」といった意味だったり、「学習者が通るべき道筋」としてあらかじめ意図的に準備された「計画表」のようなものだったりするのだと思います。もちろん、日々の授業というのはただなんとなく場当たり的に営まれているわけではありませんし、授業のデザインも実施も評価も、あらかじめ計画された「教育課程」に則って行われているものです。また、（建前かもしれませんが）学習者もそれを承知のうえで授業に参加していることになっています。ですから、こうしたカリキュラムのとらえ方というのは、ごく一般的なものだといえるでしょう。

とはいえ、カリキュラムの語源というのは、古代ローマの戦車競争のための「走路」のことで、中世のオランダで、教会や国王の権力が拡大して大学の教育内容が統制されたのを、皮肉を込めて「カリキュラム」と呼んだのが始まりだといわれてます[*1]。「公的な枠組み」や「学習者が通るべき道筋」として、あらかじめ「定められたもの」であるというニュアンスがカリキュラムという

ことばにあるのも、うなずける話ではないでしょうか。

けれども、こうしたカリキュラムのとらえ方に対して、ジョン・デューイ[*2]に由来する「学習経験の総体」としてカリキュラムをとらえる考え方をはじめ、近年では、カリキュラムを「学びの履歴」として重視する考え方も、よく知られるようになってきています。

たとえば、英語で「履歴書」のことを「curriculum vitae」と呼ぶように、カリキュラムということばには、もともとその人の「履歴」や「来歴」といった意味もありますから、カリキュラムを「学びの履歴」として考えるというのはそれほど不自然なことではないのです。逆に英語では、私たちが普段考えているような「公的な枠組み→カリキュラム→教育課程」は、「course of study」と呼ばれるくらいですから、むしろ「学びの履歴」に注目するということは、学習者にとっての「意味ある経験」「意味ある学び」に積極的に焦点をあてたカリキュラムの考え方だといってもよいでしょう。

「学びの履歴」を紡ぐということ

ある看護学校の先生に伺ったのですが、訪問看護実習のカンファレンスで、一人の学生が「個別性ってこういうことだって初めてわかりました」と、しみじみと話してくれたそうです。もちろん、患者の個別性を大切に考えるということについては繰り返し教えられていたと思います。けれどもこの学生は、「病院実習ではベッドに寝ている患者さんの個別性はわからなかった」と話してくれたそうです。それが、訪問看護実習をとおして、本当に個別性というものがどのようなものなのかを初めて実感できたということなのでしょう。

あらかじめ計画されたカリキュラムとして、それぞれの看護学の教育内容があって、それぞれの臨地実習における目標やねらいがあるのはいうまでもありません。しかし、目標やねらいの達成は、形のうえで教育内容の習得を意味するとしても、それが学習者の側で実際に「腑に落ちる」のは、あるいは「本当の意味でわかる」のは、ここで紹介した学生が教えてくれているように、もっと別のところでなのかもしれないのです。

こうしてみると、確かに「教育課程」や「教育計画」といった意味でのカリキュラムを編成しているのは先生方かもしれませんが、生きて動いている授業のなかで、「実際に経験されたカリキュラム」を「学びの履歴」として紡いでいるのは、一人ひとりの学習者であることがわかるでしょう。

ひとくちに「カリキュラム」といっても、このようにとらえ方は一つではないことがご理解いただけたでしょうか。

5-2 カリキュラム編成からカリキュラム創造へ
～教えることの基本となるもの～

◻ カリキュラムをつくるということ

　前項では「カリキュラム」ということばの意味を確認しましたが、そのとらえ方が一つでないとすると、「カリキュラムをつくる」といったときには、私たちはいったい何をすればよいのでしょうか。

→ いわゆる「カリキュラム編成」とは

　一般に「カリキュラムをつくる」といったときに最初に思い浮かぶのは、「学習者が通るべき道筋」として、あらかじめ教えるべき内容を配列して、そこに授業時間を配当した「計画表」づくりではないでしょうか。すなわち、「カリキュラム編成」あるいは「教育課程編成」と呼ばれているものです。

　そこでは、法令等の「公的な枠組み」を踏まえたうえで、学校の教育理念、教育目的、教育目標からトップダウン式に各科目の関連、教育内容、時間数等が検討されていくことになります。そして、こうしてできあがったカリキュラムに則って順次進められていくのが日々の授業であると考えられているのです。

→ 私たちの考える「カリキュラム創造」とは

　しかし、藤岡は次のようにいっています。

　　「授業とカリキュラムは別々のものではない。授業はカリキュラムの具体的な展開の姿であり、カリキュラムは授業において生まれ、授業のなかで評価される」[*3]。

　これまで数え切れないほどたくさんの授業の場に立ち会ってきましたが、私もそのとおりだと思います。カリキュラムをつくり出しているのは、日々営まれている一つひとつの「授業」なんだと思います。一人ひとりの学習者にとって、授業のなかで「実際に経験されたカリキュラム」、すなわち「学びの履歴としてのカリキュラム」を重視するとき、このことはよりいっそう重要性を増

図：カリキュラム創造のモデル

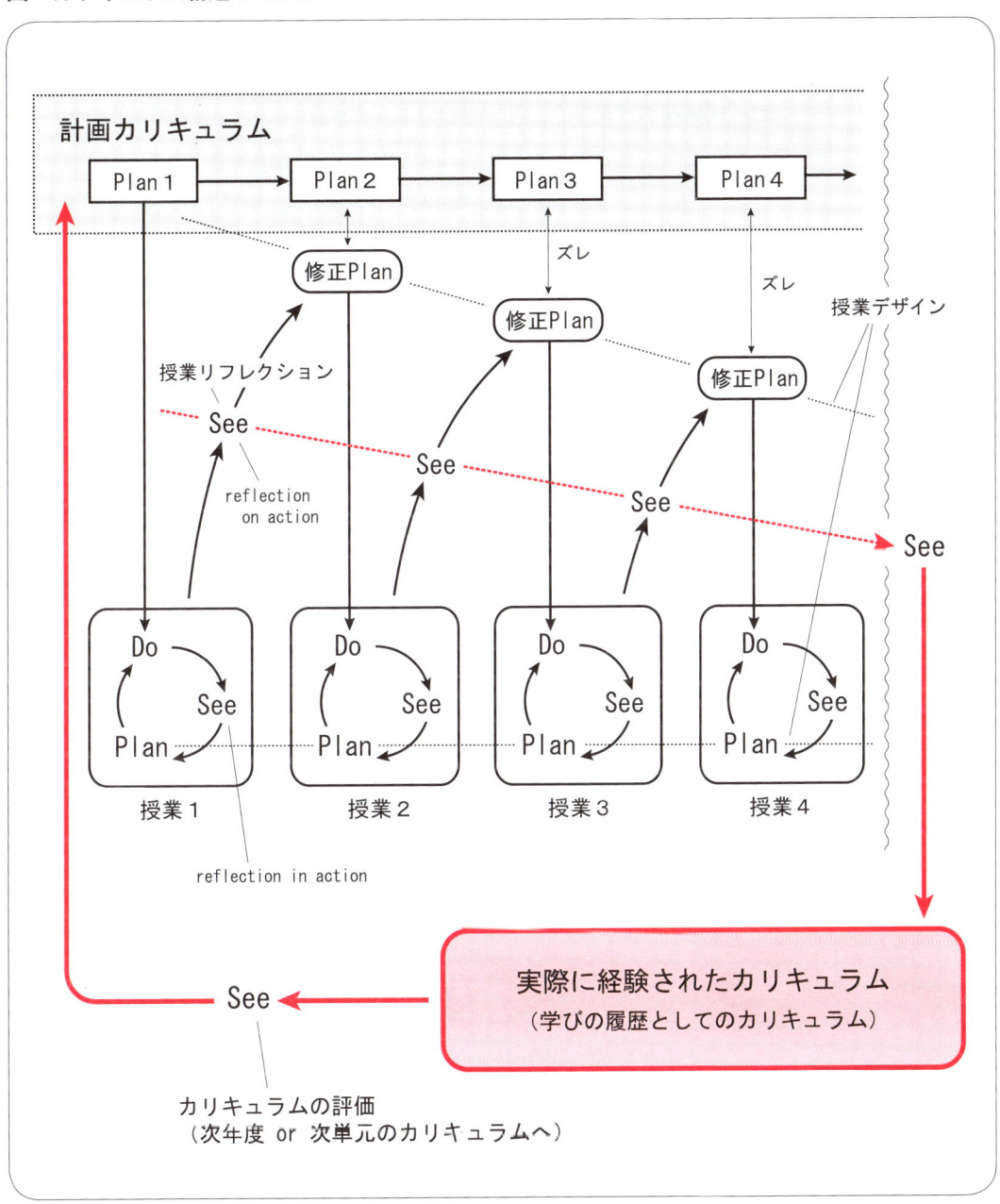

```
計画カリキュラム
  Plan 1 → Plan 2 → Plan 3 → Plan 4 →
              ↕        ↕ ズレ    ↕ ズレ
           修正Plan  修正Plan   修正Plan
                                         授業デザイン
   授業リフレクション
      See ┈┈┈┈ See ┈┈┈┈ See ┈┈┈┈┈→ See
      reflection
      on action

    Do      Do      Do      Do
   ↗  ↘    ↗  ↘   ↗  ↘    ↗  ↘
  Plan  See Plan See Plan See Plan See
  授業1    授業2    授業3    授業4

  reflection in action
```

実際に経験されたカリキュラム
（学びの履歴としてのカリキュラム）

See ←

カリキュラムの評価
（次年度 or 次単元のカリキュラムへ）

してくるといえるでしょう。

　図は、こうした考え方をもとに、「カリキュラム創造」の営みをモデルに表してみたものです。

　すでにお話ししたように、日々の授業はあらかじめ計画された「教育課程」

に則って行われているわけですから、図のなかの「計画カリキュラム」のところがそれにあたります。そこには、「Plan1→Plan2→Plan3…」というように、授業に臨むにあたって構想された単元全体の授業デザインも示してあります。

　単元の最初の「授業1」は、この「Plan1」に基づいて行われるわけですが、これまでも繰り返しお話ししてきたように、実際の授業というのはあらかじめ立てた計画どおりに進むわけではありません。実際の授業のなかでは、「Do→See→Plan→」というサイクルがクルクル回っている様子で示してあるように、「授業のなかでの授業デザイン」が行われているのです。計画に縛られず、見取ったことをもとにリアルタイムで計画を柔軟に見直しながら、学習者とかかわっている授業者の姿がここにあたります。

　こうして実現した授業は、授業リフレクション（See）を行う機会を得ることで、次の授業デザイン、つまり「修正Plan」を生み出します。これで、あらかじめ立ててあった「Plan2」よりも、一段と学習者の経験に即した「修正Plan」に基づいて、「授業2」に臨むことが可能になるわけです。

　授業の場を、学習者にとって少しでも「意味ある経験」「意味ある学び」の場にしていくためには、このように「授業のなかでの授業デザイン」と、授業リフレクションをとおして「授業が終わったあとに続く授業デザイン」を繰り返していくことが欠かせません。けれども、こうして実現した一連の授業は、往々にしてあらかじめ立てた「計画カリキュラム」とは異なったものになってきます。それを確かめるうえでも、一連の授業が終了した時点で、単元全体の授業リフレクション（See）を行う機会を得ることは、「実際に経験されたカリキュラム」、すなわち「学びの履歴としてのカリキュラム」を明らかにすることにつながるのです。

　生きて動いている授業に「ズレ」はつきものだということは前項ですでにお話ししましたね。ここで明らかとなった「計画カリキュラム」と「実際に経験されたカリキュラム」との間の「ズレ」は決して否定されるものではありません。むしろ、このような「ズレ」を手がかりに、次年度あるいは次単元の計画カリキュラムを積極的に見直していくことが大切だといえるでしょう。いわゆるカリキュラム評価（See）の本質的な意味もそこにあるわけです。

　これから迎える学習者のためにも、目の前の学習者にとっての「学びの履歴」がより豊かに、より意味あるものとして伸張されるためにも、カリキュラム評価は「実際に経験されたカリキュラム」を次の「計画カリキュラム」へと反映させる機会を私たちに与えてくれるものなのです。

→ 「カリキュラム編成」から「カリキュラム創造」へ

　ここまで、図に示したモデルをもとに「カリキュラム創造」についてお話をしてきました。

　「計画カリキュラム」は、一つひとつの「授業」をとおして「実際に経験されたカリキュラム」となります。それが、より学習者の経験に即した「計画カリキュラム」へと反映され、再び一つひとつの「授業」をとおして「実際に経験されたカリキュラム」になっていくというように、こうした連鎖こそが「カリキュラム創造」の営みにほかならないのです。

　いかがでしょう。私たちが「カリキュラムをつくる」といったときには、いわゆる「カリキュラム編成」のことではなく、こうした「カリキュラム創造」の営みのことをいっているのがご理解いただけたでしょうか。

教えることの基本となるもの

　さて、いよいよ本書も大詰めになりました。最後にこれだけはお話ししておきましょう。

　くどいようですが、「教える」ということは、学習者の経験の変容、成熟、発展の過程に具体的にかかわるということにほかなりません。ですから、学習者の事実と向き合い、「授業デザイン」と「授業」と「授業リフレクション」とが分かちがたく結びついた一つの営みとして、「カリキュラム創造」の連鎖を学習者に寄り添って共に生きるということが、教える人にとってとても大事になってきます。そのためにも、カリキュラム創造のモデルのいたるところに現れてくる「See」、すなわち「見える」ことこそが、何よりも教えることの基本となるのです。

　前に「見ても見えない」という学習者の話（p.117）をしましたが、もし、教える人が「見ても見えない」ということになれば、授業が立ち行かないのはもちろん、授業を振り返っても得るものは何もないでしょうし、カリキュラム創造など夢のまた夢ということになってしまうでしょう。

　では、教える人としての「見え」を支えるものとは何か。

　もちろん、あらかじめ立てた目標や計画に縛られてしまっているようでは、目の前の学習者が見えなくなってしまうというのは、本書のなかでも繰り返しお話ししてきたとおりです。とはいえ、目標や計画に縛られなくても、ただ漠然と「見ても見えない」ことに変わりはないでしょうし、そうかといって一生

懸命目を凝らして一点を見つめてみても、視野狭窄に陥ってしまうことは避けられそうもありません。

そもそも、私たちはなにがしかの枠組みをとおして対象を「見る」わけですから、とりわけ教える人としての「見え」にとっては、自分自身の「ねがい」であるとか、「授業観」というものがとても大切になってくると思います。授業のなかで起きているさまざまな事象は、教える人としての自分自身の「ねがい」に照らし出されてこそ、初めて授業の事実となるわけですし、目の前の学習者と共に創り出す授業をよりよいものへとしていくには、「何が授業で何がそうでないか」を見極めていくことを可能にする自分自身のなかの「授業観」がことのほか重要になってきます。

自分がもっている授業についての見方・考え方といったようなものを「授業観」と呼びますが、それは自分が子どもの頃から大人になるまで、これまでに受けてきたさまざまな授業の経験によっても違ってくるでしょうし、看護をする人から看護を教える人になるために受けた教育によっても違ってくると思います。さらに、自分の「授業観」というものは、実際に目の前の学習者に対して教えるという経験をとおして自分のなかに育てていくものですから、人と違っていても決して不思議なことではありません。

とはいえ、授業という営みは、常に自分と自分の目の前の学習者とのかかわりによって生み出されていくものですから、授業を少しでもよりよいものにしていきたいと考えるのならば、自分自身の「授業観」を折々に吟味し、豊かなものへと育てていくことは、とても大切なことだといえるでしょう。

明日の看護教育を創る授業デザイン！

第1章でも、看護師にとって自分のなかに育てていく「看護観」が大切なのと同様に、教える人にとっては自分のなかに「授業観」あるいは「教育観」というものを育てていくことの大切さをお話ししましたが、それは自分自身の「ねがい」と相俟って、教える人としての自分自身の「見え」を支えるものにもなってくるからです。

実はこのことは、読者の皆さん一人ひとりが看護教育を創る担い手だということを意味しています。目の前の学習者と共に読者の皆さん一人ひとりが授業を創り、皆さんの創った授業の一つひとつがカリキュラムを創り、ひいては看護教育を創り出していくうえでの鍵となるのが、他でもない読者の皆さん一人ひとりの「見え」なのです。そして、これまで本書のなかでお話ししてきた

「授業デザインの6つの構成要素」や前著からお話ししてきた「授業リフレクション」は、読者の皆さん一人ひとりが自分自身の「ねがい」や「授業観」を育てていくのを支援し、教える人としての豊かな「見え」をもたらす可能性にひらかれた道具であったのだといってもよいでしょう。いうならば、前著の「授業リフレクション」と同じで、「授業デザインの6つの構成要素」も、教える人の教える人による教える人のための授業研究方法、すなわち教育実践臨床研究[4,5]の方法にほかならないということなのです。

　看護教員や実習指導者の皆さんだけでなく、院内で教育に携わっている看護師の皆さんはもちろん、もっといえば、日々患者さんへの指導を行う機会のある看護師の皆さんも、人を教える・育てるという意味ではみんな看護教育実践の主体です。ですから、自分自身の授業や教育的なかかわりを少しでもよりよいものにしたいと考えるならば、あるいは、教えることをとおして自分自身も成長していきたいと願うならば、自らが主体となって行う授業研究、すなわち教育実践臨床研究の方法を1つでも2つでも手に入れて、必要なときに気軽に用いることができるようになれるといいと思います。

　いずれにせよ、これからの看護教育を「創る」のは、他でもない「この私」なのだという自負をぜひ読者の皆さんにはもっていただきたいと思います。そして、明日の看護教育実践に向かう皆さんの勇気のもとに本書がなってくれたら嬉しいです。

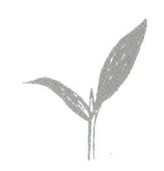

引用・参考文献
[1]　佐藤学：教育方法学，岩波書店，1996，p.105-109．
[2]　ジョン・デューイ，松野安男訳：民主主義と教育（上）（下），岩波文庫，1975．
[3]　藤岡完治：新カリキュラム評価の視点と方法；看護教育新カリキュラム展開ガイドブックNo.2，医学書院，1996，p.40．
[4]　目黒悟：看護教育を拓く授業リフレクション；教える人の学びと成長，メヂカルフレンド社，2010，p.132-139．
[5]　目黒悟：教える人としての私を育てる．屋宜譜美子，目黒悟編著．教える人としての私を育てる；看護教員と臨地実習指導者，医学書院，2009，p.193-201．

索 引

あ行

暗黙知 …………… 14
一斉学習 ………… 75
一般目標 ………… 50
イメージマップ … 136
因果性 …………… 4
院内研修 ………… 134
演習 …… 75，84，116

か行

カード構造化法 … 135
下位目標 ………… 51
学習環境・条件
　……… 33，82，89
学習空間 ………… 75
学習形態 ………… 75
学習者の実態
　……… 32，56，89
学習方法 ………… 75
（ロバート・M・）ガニエ
　………………… 76
カリキュラム …… 146
カリキュラム創造
　………… 148，151
カリキュラム評価
　………………… 150
カリキュラム編成
　………………… 148
看護師の専門性 … 7
看護の授業 ……… 67
観察 ……………… 98
観点としての授業技術
　………………… 81
技術演習 ………… 116
期待目標 ………… 55
教育機器 ………… 75
教育実践臨床研究
　………………… 153
教具 ……………… 75
教材 ……………… 68
教材解釈論 ……… 63
教材研究 ………… 62
教材づくり論 …… 63
教材の研究 …… 32，62，
　65，70，89
教師の表現力 …… 75
教授事象 ………… 76
教授方略
　………… 33，72，89
グループ学習 …… 75
グループワーク … 20
経験 ……………… 23
経験の円錐 … 77，117
見学 ……………… 75
講義 ……………… 75
向上目標 ………… 55
行動目標 ………… 51
個別学習 ………… 75

さ行

実現したい授業の方向
　………………… 8，26
実習 ……………… 75
実践家の学び …… 135
指導案 …………… 91
授業 …………… 2，4
授業観 …………… 152
授業研究 ………… 112
授業研究方法 …… 112
授業設計 ………… 3
授業デザイン
　……… 2，102，144
授業デザインの実際
　………………… 102
授業デザインの進め方
　………………… 32
授業デザインのための
　ワークシート …… 31
授業デザインの流れ
　………… 30，90
授業デザインの6つの
　構成要素 ……… 26
授業の計画 ……… 91
授業のなかでの授業デ
　ザイン ………… 103
授業方法 ………… 75
授業リフレクション
　……… 2，114，145
（ドナルド・）ショーン
　………………… 105
成人看護学実習 … 127
相互作用 ………… 12
相互性 ………… 8，12
相互性の関係 …… 15

た行

体験学習 ………… 75
体験目標 ………… 55
多重課題演習 …… 119
達成目標 ………… 55
単元目標 ………… 53
（エドガー・）デール
　………………… 77
（ジョン・）デューイ
　………………… 19
展開 ……………… 93
到達目標 ………… 55
導入 ……………… 92

な行

ねがい …… 32，44，89

は行

発問 ……………… 93
反復練習 ………… 21
病態生理学 ……… 109
プリセプター研修 … 135
方向 ……………… 46
本時展開
　……… 94，95，96
本時目標 ………… 53

ま行

まとめ …………… 93
6つの構成要素による
　授業デザイン … 108
6つの構成要素の
　チェックリスト
　………… 35，37
明示知 …………… 14
目玉モデル ……… 13
目標 …… 32，50，89
「目標達成という呪縛」
　からの解放 …… 28

ら行

リフレクションシート
　………… 103，104
臨床の知
　……… 7，14，106
臨地実習 ………… 126
（カール・R・）ロジャーズ
　………………… 23

154

目黒 悟　Satoru Meguro

元藤沢市教育文化センター主任研究員

多摩美術大学附属多摩芸術学園映画学科卒業。1986年より2020年3月まで藤沢市教育文化センターに所属。故藤岡完治と構想した「教育実践臨床研究」の推進とそれを支援する「臨床的教師教育」を実践。日々、小・中・特別支援学校や看護師養成機関の先生方、臨床で現任教育を担当されている方々と一緒に、授業者と学習者の「経験」を大切にした授業研究に取り組むとともに、全国各地で講演や研修を行っている。目下の関心は、何よりも実践家が元気になれる世の中にすること。

主な著書に『看護教育を拓く授業リフレクション―教える人の学びと成長』(メヂカルフレンド社)、『看護の学びを支える授業デザインワークブック―実りある院内研修・臨地実習・講義・演習に向けて』(同)、『教えることの基本となるもの―「看護」と「教育」の同形性』(同)、『臨床看護師のための授業リフレクション―輝く明日の看護・指導をめざして』(同)、編著書に『教える人としての私を育てる―看護教員と臨地実習指導者』(医学書院)、『豊かな看護教育を創る授業デザイン・授業リフレクションの実際【講義・演習編】【臨地実習編】』(メヂカルフレンド社)などがある。

看護教育を創る授業デザイン
教えることの基本となるもの

定価（本体2,200円＋税）

2011年8月8日　第1版第1刷発行
2025年8月29日　第1版第12刷発行

著　者　目黒　悟　ⓒ　　　　　　　　　　　　　　〈検印省略〉
発行者　亀井　淳
発行所　株式会社　メヂカルフレンド社

〒102-0073　東京都千代田区九段北3丁目2番4号
麹町郵便局私書箱第48号　電話(03)3264-6611　振替00100-0-114708
https://www.medical-friend.jp

Printed in Japan　落丁・乱丁本はお取り替え致します
ISBN978-4-8392-1457-9　C3047

DTP　(有)マーリンクレイン
印刷　(株)加藤文明社
製本　(有)井上製本所
表紙・本文デザイン　宮嶋章文

104019

- 本書および掲載する著作物の一部あるいは全部を無断で転載したり、インターネットなどへ掲載したりすることは、著作権を侵害することになりますので、行わないようお願いいたします。
- また、本書を無断で複製する行為（コピー、スキャン、デジタルデータ化など）および公衆送信する行為（ホームページの掲載やSNSへの投稿など）も、著作権を侵害する行為となります。
- 学校教育上においても、著作権者である弊社の許可なく著作権法第35条（学校その他の教育機関における複製等）で必要と認められる範囲を超えた複製や公衆送信は、著作権法に違反することになりますので、行わないようお願いいたします。
- 複写される場合はそのつど事前に弊社（編集部直通TEL03-3264-6615）の許諾を得てください。